www.ingramcontent.com/pod-product-compliance
Ingram Content Group UK Ltd.
Pitfield, Milton Keynes, MK11 3LW, UK
UKHW020142200726
13856UKWH00003B/808

RÉFLEXIONS

SUR

LA RÉVOLUTION

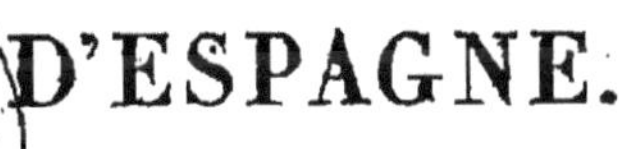

D'ESPAGNE.

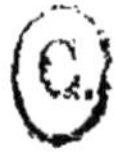

RÉFLEXIONS

SUR

LA RÉVOLUTION D'ESPAGNE,

AVEC

UN COMMENTAIRE POLITIQUE, HISTORIQUE ET CRITIQUE DE LA CONSTITUTION DES CORTÈS.

PAR J. A. A***.

CHEVALIER DE LA LÉGION-D'HONNEUR,
ÉDITEUR DE LA DERNIÈRE ÉDITION
DES *RÉFLEXIONS SUR LA RÉVOLUTION DE FRANCE*, PAR BURKE.

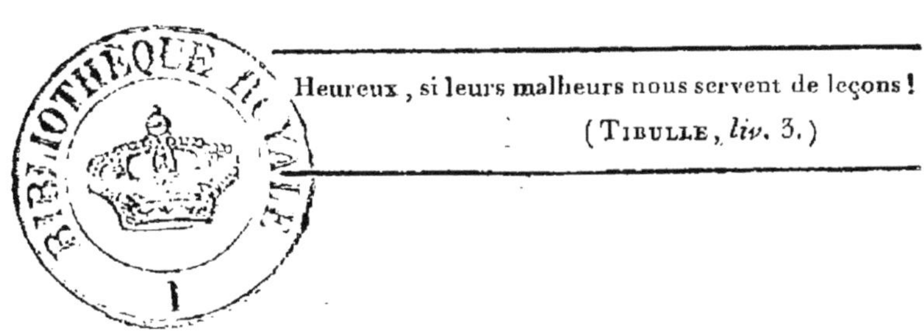

Heureux, si leurs malheurs nous servent de leçons!
(TIBULLE, *liv.* 3.)

PARIS,
A. ÉGRON, imprimeur, rue des Noyers, n° 37.
PICHARD, libraire, quai Conty, n° 5.
AVRIL 1820.

AVANT-PROPOS.

Consummatum est, c'en est fait! le grand œuvre est accompli, et l'essai des modernes révolutionnaires est couronné d'un entier succès. Ce que Buonaparte, du fond de l'Egypte, ce que ses agens à Paris avaient essayé, en petit, sur les républiques cisalpines et transalpines, pour l'exécuter en grand sur la république française, nos incorrigibles fabricateurs de régénérations politiques l'ont réalisé en Espagne. Ils ont renversé, anéanti une RESTAURATION! Qu'on ne s'y trompe pas! La révolution d'Espagne est moins l'ouvrage des Espagnols que l'œuvre criminelle des révolutionnaires de France. C'est en France, c'est à Paris qu'est le foyer où s'allument les torches des *libéralès*, des *radicaux*, des *réformateurs*, des *jacobins* de tous les pays. Quel a été le premier mot de Mina aux Espagnols? Ne commence-t-il pas sa proclamation par leur annoncer qu'il s'était retiré à Paris pour travailler à leur affranchissement? Et quel nom donnent maintenant à cet insurgé les *libéraux* de Paris? Jadis, quand Mina défendait son pays contre l'invasion étrangère, ils l'appelaient *le brigand Mina, le féroce paysan de la*

Péninsule : aujourd'hui qu'il a levé l'étendard de la rébellion contre la légitimité, ils le qualifient de héros, de libérateur de son pays! Ah! nos *libéraux* ont de puissans motifs pour se réjouir du succès de Mina et de ses compagnons. Ils savent, ces tout récens amis de la liberté, ils savent que Mina et ses pareils vont les venger amplement des défaites qui les désappointaient si cruellement, quand ils n'étaient encore que les vils suppôts de l'oppresseur de toutes les libertés. Ils savent que l'exemple d'un trône renversé ne sera pas perdu. Aussi, avec quelle ardeur, quel actif enthousiasme ont-ils annoncé, prôné, encouragé les premiers mouvemens de l'insurrection! Avec quelle scrupuleuse exactitude les écrivains de la faction saisissaient-ils, depuis trois mois, les moindres détails, pour les grossir et les exagérer dans leurs feuilles incendiaires! Avec quelle impudence, dans la capitale d'un royaume gouverné par des Bourbons, publiaient-ils les injures les plus grossières contre un Bourbon régnant! Avec quelle audace, sous les yeux d'une police aveugle ou trop complaisante, noircissaient-ils les triples colonnes de leurs journaux séditieux de toutes les proclamations des généraux révoltés, des traîtres qui, nouveaux Judas, n'avaient prêté serment à leur Roi, n'avaient embrassé leur maître que pour le livrer avec plus de certitude! Oui, c'est dans les journaux de la faction soi-disant libérale (1) que nous voyons le général *O'Donnel d'Abisbal* baiser la main du monarque, jurer d'aller au poste désigné à sa fidélité, prendre néanmoins la route d'Occana, et y proclamer la constitution. Si ce trait n'est pas une fable, inventée pour parodier une scène du même genre, où figura si honteusement un général qui déshonora tous ses lauriers, quel espoir doivent fonder les Espagnols sur des hommes qui prostituent si effrontément leur parole d'honneur? l'honneur, ce mot si souvent proclamé, depuis quelques années, et toujours si mal compris, si mal appliqué! Ah! comme l'a dit le plus élégant de nos versificateurs,

L'honneur est comme une île escarpée et sans bords:
On n'y peut plus rentrer, dès qu'on en est dehors.

C'est pour avoir méconnu cette éternelle vérité, que plus d'un monarque a payé cher une confiance fatale en des gens qui avaient une fois manqué à l'honneur! Sans doute, c'est en réparant ses fautes, qu'un grand homme les fait oublier; mais bien fou qui les oublie avant qu'elles soient réparées!

---

(1) Voyez la *Renommée* et le *Constitutionnel* du 15 au 20 mars.

Quoi qu'il en soit, c'est par L'ARMÉE que la révolution s'est opérée en Espagne. Il était évident, depuis deux mois, que l'insurrection ne se bornait point aux soldats de l'île de Léon : les lenteurs, les hésitations des généraux chargés d'étouffer les premiers feux, indiquaient trop clairement, ou leurs craintes sur les dispositions de leurs troupes, ou leur propre complicité. Le Roi était environné de perfides Zopyres qui, en protestant de leur dévouement, le trompaient sur la marche des événemens, et travaillaient à soulever la garde même spécialement chargée de veiller à la sûreté du monarque et du trône. Cette tactique n'était pas nouvelle ; et l'exemple n'en était pas assez vieux pour être méconnu. Mais à quoi sert la connaissance des maux d'autrui, quand on voit tant de gens oublier les leçons de leur propre expérience ! La monarchie a donc succombé : car quel autre nom donner que celui de chute à l'humiliante nécessité où s'est trouvé réduit le ci-devant monarque espagnol !

Comme en France, au 20 mars 1815, l'armée a donné le signal : il a été accueilli par une certaine partie des habitans ; en quel pays du monde ne soulèvera-t-on pas une portion du peuple, quand on lui parlera de *liberté*, surtout si la force destinée essentiellement à réprimer le désordre, est la première à le commencer ? Le reste de la population garde un silence qui, grâce à la première loi de leur *assemblée nationale*, portant PEINE DE MORT *contre ceux qui contrarieraient la volonté du peuple*, sera réputé approbation et assentiment général. Et voilà les Espagnols à leur 14 *juillet*, comme l'a fort bien dit l'un des plus fertiles écrivains révolutionnaires, dans la *Renommée* du vingt mars (1). Après que nous leur avons servi de modèles pour bouleverser toutes les institutions d'un grand empire, les Espagnols nous en serviront pour opérer enfin la *régénération libérale ;* oui c'est un essai de révolution, d'abord toute militaire, pour en exécuter une pareille chez nous. On sait que c'est principalement sur l'armée que comptent encore les factieux : le ministre de l'Intérieur, dans la séance du 7 mars, a déclaré positivement qu'on *avait tenté de séduire*

---

(1) Il semble que ce journal (*la Renommée*), auquel travaillent les coryphées du parti libéral, ait choisi ce jour-là pour faire réellement *un nouveau vingt mars*, au moins en effigie, en chantant audacieusement victoire sur la chute de la *restauration* d'Espagne, et en menaçant tous les trônes de l'Europe d'un sort pareil et très-prochain. Si, après avoir lu un pareil *manifeste*, on doute encore des projets et même des succès de la coalition révolutionnaire d'Europe, ce sera bien le cas de s'écrier :

Auras-tu donc toujours des yeux pour ne rien voir ?

les soldats, de les engager à boire à la santé de M. DUROCHER (du rocher de Ste.-Hélène), et que les chansons les plus séditieuses étaient colportées dans les quartiers. Les révolutionnaires voudraient une seconde fois égarer les militaires, pour exciter un mouvement dont ils sauraient bien s'emparer. Leur plan est toujours le même; il est ce qu'il fut en 1789, ce qu'il fut quelques mois sous le Directoire, ce qu'il fut à la fin de mars 1814, quand le *sénat*, si mal nommé *conservateur*, fabriqua une constitution impromptu, sans mission du peuple, et osa la présenter au Roi légitime, comme la condition *sine quâ non* de son rappel. Leur plan est ce qu'il fut avant le 20 mars, quand ils rappelèrent Bonaparte pour arriver, *à travers son armée*, comme ils l'ont dit, à leur EUTOPIE ou terre promise de la régénération universelle : leur plan est ce qu'il fut encore à l'époque de la seconde restauration, époque où, voyant leur instrument brisé, ils s'en débarrassèrent par une abdication forcée, essayèrent encore un canevas de constitution; et tentèrent de l'imposer au monarque, avec l'obligation d'arborer l'étendard *tricolor* (1). Le monarque résista; les

(1) Cet article était écrit avant que nous eussions lu le discours de M. Manuel sur la liberté de la presse, séance du 22 mars. Si nous avions eu besoin de preuves pour ce

révolutionnaires, sans renoncer à leurs projets, parurent se diviser sur les moyens d'exécution; les uns employèrent la violence, en signant publiquement une protestation contre la rentrée du monarque légitime; les autres courbèrent la tête sous l'orage, et parvinrent même à s'emparer des plus hauts emplois pour arriver à l'accomplissement de leurs vœux, en *traversant les Bourbons* comme ils avaient voulu *traverser les Napo-*

---

que nous avançons ici, ce discours nous en fournirait de reste. L'orateur y revient jusqu'à trois fois sur les *couleurs nationales*, sur le tort qu'on a eu de les proscrire à la rentrée du Roi, etc. etc. Le reste du discours est regardé, par certaines gens, comme l'acte d'accusation le plus positif, le plus précis, le plus complet du gouvernement royal, depuis la restauration; et si ce gouvernement cessait d'exister, son procès serait fait et parfait : le gouvernement qui succéderait, trouverait tout prêts les argumens nécessaires à sa justification.

Un tel langage ne doit point étonner dans *le député des cent jours*, qui, même après la bataille de Waterloo, et quand le Roi était à trois lieues de Paris, protestait contre la rentrée des Bourbons; mais ce qui étonne, c'est que ce même député, qui, avec tous ses amis du côté gauche, ne cesse de crier *à la terreur de 1815*, ne veuille pas se joindre à certains députés de l'autre côté, pour accuser le principal ministre de ce prétendu régime de *terreur*.

léons Ier et IIe, selon l'expression de leur régicide coryphée.

Oui, ce plan existe toujours; il se suit avec une constance vraiment merveilleuse! tous les élémens sont réunis; tous les agens sont en fonctions; les Séïdes (1) sont prêts à frapper les victimes qui leur

---

(1) Les Séïdes sont prêts à frapper : il n'est presque pas de ville, en France, où quelque second LOUVEL n'ait témoigné sa JOIE FÉROCE, à l'annonce de l'attentat du 13 février..... *Cette lettre est d'un fou*, s'écria un député du côté gauche, quand le ministre de l'Intérieur donna lecture, le 7 mars, de la lettre du nommé Lucet, qui avait eu l'audace d'écrire au préfet de police : « *J'ai appris avec un* « *bien vif plaisir l'assassinat du duc de Berry. Il serait* « *à souhaiter que le reste de la famille eût le même* « *sort : ce ne serait qu'une juste punition de tous les* « *maux qu'ils ont attirés sur la France, par leur obsti-* « *nation à régner sur un peuple qui les avait rejetés.* « *Quelle gloire pour celui qui a porté le coup! Com-* « *bien j'envie son action! Puissé-je être un jour à* « *même d'égaler son courage!* *Signé* LUCET. »

Oui, elle est d'un fou, cette lettre; et le ministre avait prévenu l'objection du député libéral, en disant qu'il allait donner des preuves de la *démence et de la fureur* de quelques-uns des fanatiques de la révolution. Elle est d'un fou, mais d'un fou furieux; et dans tous les pays du monde, on renferme les foux furieux. Si un pareil fou déclarait hautement, écrivait et siguait qu'il assassinera le député Mé-

seront désignées : tous les ennemis de la légitimité sont d'accord pour renverser le gouvernement; c'est par l'expulsion des Bourbons que tous les révolutionnaires veulent commencer, quelle que soit d'ailleurs leur bannière, sauf à se battre ensuite, comme on dit, *pour partager le gâteau*. Les uns tiennent toute prête *la constitution* du sénat de 1814; les autres celle des REPRÉSENTANS des cent jours; quelques-uns même se promettent bien d'essayer celle de 1793; et il en est plusieurs qui ne renoncent pas à exhumer celle de 1791, tant les pères aiment leurs enfans! Les bonapartistes, plus calmes en apparence, attendent, comme *Bertrand*, que *Raton* ait tiré les marrons du feu. Ils savent bien que l'anarchie mène toujours au despotisme.

Or le despotisme ne peut s'établir qu'avec des soldats. Quel dommage qu'un ministre royaliste

---

chin, M. Méchin trouverait-il bon que la police laissât un pareil fou courir les rues? D'ailleurs, qui ne reconnaît dans cette lettre la quintessence des doctrines perverses des révolutionnaires, analysées et réduites à leur plus énergique expression par une tête exaltée, sans doute, mais fortement organisée, et incapable de reculer dans ses entreprises? Cette lettre est le résumé le plus précis, le plus clair de tout ce qui a été dit et écrit, depuis 1814, contre la malheureuse famille des Bourbons.

soit venu arrêter la désorganisation de l'armée royale! quel dommage qu'il n'ait pas renvoyé les Suisses et désorganisé la garde royale! Les généraux des cent jours seraient partout et exclusivement replacés à la tête de nos légions (1); on attendrait tranquillement qu'une dernière épreuve de cette fameuse loi des élections, qui met les royalistes *en coupe réglée*, eût enfin réduit ces derniers à la minorité; ou bien, si les royalistes dominaient encore, une proclamation, une simple proclamation déclarerait aux Bourbons de France *que leur cause est à jamais perdue!* Hélas! tel qui renouvelle aujourd'hui ses sermens, ses pro-

---

(1) *Il n'y a que les morts qui ne reviennent pas.* Aussi sont-ils presque tous revenus, ceux qui, ne sachant comment se soustraire à la loi qui punit de mort les crimes de haute trahison, eurent le talent de se faire donner un passeport à l'étranger, sous le titre de *condamnation à l'exil.* Il en aurait aussi obtenu un pareil, n'en doutons pas, ce maréchal que les libéraux affectent tant de regretter aujourd'hui, si, dans le temps, ils ne l'avaient abandonné eux-mêmes comme *un traître,* pour le punir d'avoir osé déclarer, à la Chambre des Pairs des cent jours, que *tout avait été perdu à Waterloo.* On n'a pas oublié la longue apologie qu'il publia à cette époque, sous le titre de *Lettre à Fouché de Nantes*, apologie qui ne le justifia ni envers les royalistes, ni envers les Buonapartistes.

testations du 7 au 19 mars 1815, serait tout prêt, peut-être, à tenir ses sermens du 20 mars et jours suivans, s'il parvenait à se saisir de nouveau d'un grand pouvoir et d'un poste avantageux! « Quand « on s'est compromis jusqu'à un certain point, « disait le ministre de la police du 18 fructidor, « on ne risque plus rien à se compromettre tout-« à-fait ; *et quand on a tiré le glaive, il faut* « *jeter le fourreau.* » Ah! que l'exemple du 26 mars ne soit pas oublié! Que l'exemple tout récent de l'Espagne ne soit pas perdu! Que le pouvoir ne soit point confié à des gens d'une fidélité équivoque! qu'il n'appartienne qu'à ceux qui *n'ont jamais trahi personne.* N'oublions pas qu'il a été frappé à mort, le prince-soldat qui eût été capable de ramener au devoir des guerriers égarés! Il a été frappé par les manœuvres criminelles de ce parti toujours existant qui, dès le mois de mars 1815, empêcha, par d'infâmes calomnies, que ce brave descendant de Henri IV ne se rendît au camp qui lui avait été désigné au centre de la France, comme son auguste frère s'était rendu au camp du Midi, et son cousin au camp du Nord. Il savait, ce parti toujours existant, que le duc de Berry aurait puni sur l'heure tout traître qui eût osé proclamer la révolte en sa présence; la calomnie n'aurait pas réussi une seconde fois à le séparer de nos guerriers : un poignard l'a mis au tombeau!.... Répétons ses dernières paroles : ô FRANCE! ô MALHEUREUSE PATRIE !

Nous voila un peu loin de l'Espagne, mais nous y rentrons. Nous dirons, d'accord cette fois avec les libéraux, que ce royaume est à son 14 juillet ; nous dirons plus : il est à son 4 août, à son *cinq* et *six* octobre 1789, même à son 20 juin 1792, et peut-être bien près de son 10 août 1792! Nous démontrerons, à la fin de l'analyse que nous allons faire des troubles de ce royaume, depuis plus de dix ans, combien sont frappans les rapprochemens qui existent entre la dernière révolution qui réduit Ferdinand à être le commis d'une assemblée de Rois, et celle qui détrôna Louis XVI. Puisse l'Espagne s'arrêter à ces premiers pas, et ne point subir ces cent et une fameuses *journées* qui, chez nous, sauvaient tous les mois la patrie! Puisse-t-elle, après trente et une années de liberté, d'égalité, d'anarchie, de république, de terreur, de directoire, de consulat, d'empire; puisse-t-elle, après l'épreuve de dix ou douze CONSTITUTIONS, n'en être pas réduite à une Charte incapable de se sauver par elle seule dans la tempête ! Puisse-t-elle, enfin, après trente ans de conquêtes, *de victoires et de gloire*, n'être pas renfermée, pour tout résultat définitif, dans un territoire plus étroit que n'est le sien, *à l'aurore des beaux jours de sa révolution*!

PRÉCIS

DES

TROUBLES D'ESPAGNE,

DEPUIS 1806.

VAINQUEUR sur le Niémen, et ne redoutant plus rien des puissances du Nord, Bonaparte crut que le moment était arrivé de joindre les perfidies de la politique aux succès des armes, pour consolider l'établissement de sa dynastie. Assis sur le trône d'un Bourbon, il ne vit de sûreté pour sa domination usurpée que dans le renversement de tous les trônes où siégeaient encore des membres de cette famille. Déjà maître de la France, de toute l'Italie, de la Hollande, d'une très-grande partie de l'Allemagne, il avait donné des royaumes à ses frères, qui n'étaient que des préfets décorés d'un titre plus auguste; mais un descendant de Louis XIV régnait encore dans le midi de l'Europe : la conquête de l'Espagne fut résolue. Les plus basses intrigues, la plus vile trahison, la violence la plus impudente consommèrent le crime.

Les plus noirs attentats ont besoin d'un prétexte :

2

Bonaparte n'en avait aucun pour pénétrer en ennemi dans l'Espagne. Charles IV lui prodiguait ses trésors, joignait ses meilleures troupes à celles du conquérant qui, pour de bonnes raisons, les envoyait combattre sur la Baltique, et semblait même aspirer à une union plus intime par l'alliance des deux familles. Ce fut donc comme ami et comme allié que Bonaparte se fit ouvrir les barrières de l'Espagne, sous prétexte d'envoyer son lieutenant Junot châtier le Portugal de ses relations avec les Anglais. Les provinces du nord de l'Espagne se trouvèrent couvertes de soldats français. C'était là le premier besoin de l'usurpateur; mais il faisait manœuvrer d'autres ressorts plus secrets pour l'importante révolution qu'il préparait.

Servi dans toutes les cours par des ministres infidèles à leurs souverains, il n'en manqua point à celle de Madrid. Un favori régnait, depuis nombre d'années, sous le nom du roi Charles IV. Godoy, qui de simple garde du corps s'était élevé, grâce à sa beauté et à la faveur de la reine, au grade de généralissime et au rang de premier ministre, *sous le titre de prince de la Paix*, concourut puissamment, par ineptie ou par trahison, à l'exécution des plans de Bonaparte.

La fortune rapide, l'élévation inouïe de ce Godoy, son insolence, ses dilapidations, ses mœurs dissolues, son avarice sordide avaient révolté la nation, à l'exception de quelques courtisans qui profitaient de son immense crédit. La haine que la nation portait au favori diminuait le respect même dû au monarque; mais, d'un autre côté, le prince des Asturies (Ferdinand VII) était l'objet de l'adoration universelle. On savait que cet héritier présomptif de la couronne gémissait sous l'oppression du tout puissant ministre. Ce contraste dans les sentimens du peuple pour ceux qui occupaient le trône et celui qui devait y monter un jour, préparait les esprits à un mouvement politique. D'ailleurs, sans être encore pervertis par les principes révolutionnaires, beaucoup d'Espagnols désiraient des améliorations dans la constitution politique, et Ferdinand paraissait disposé à les adopter.

Bonaparte profita habilement de ces dispositions : il fomenta sourdement les divisions entre le père et le fils, ou plutôt entre le ministre favori et l'héritier du trône. Tandis qu'il leurrait l'ambitieux Godoy en lui laissant entrevoir *la régence* du royaume, et même la couronne d'Espagne, si le roi Charles IV, dont les facultés morales et physiques s'affaiblissaient chaque jour, cessait de régner, il entretenait auprès du prince des Asturies des agens secrets qui l'instruisaient des projets de son ennemi, et lui persuadaient qu'il n'en pourrait triompher qu'avec la haute protection de l'Empereur. Pour s'affranchir de la domination de Godoy, le jeune prince se réfugia sous l'égide impériale : il fit demander secrètement à Bonaparte une de ses nièces en mariage. Bonaparte exigea que la demande fût écrite et signée de la main du prince, qui, ignorant encore l'usage qu'on en voulait faire dans le moment, et qu'on en ferait par la suite, eut la faiblesse d'obéir.

Le secret ne fut pas gardé : le prince de la Paix

crut avoir découvert par sa pénétration ce qu'on eût été bien fâché qu'il ignorât ; il révéla tout à Charles IV, qui entra en fureur contre son fils, et ordonna sa mise en jugement. La consternation fut générale parmi le peuple. Le prince, interrogé, répondit victorieusement. La tranquillité publique eût été infailliblement troublée, si on eût suivi son procès : il fallut user encore de ruse. Godoy, suivant toujours les instructions secrètes de Bonaparte, parvint à faire signer un écrit au prince des Asturies, dans lequel ce dernier reconnaissait, sinon le crime, du moins l'irrégularité de sa correspondance avec Bonaparte. Il fut rendu à la liberté; mais tous ses conseillers furent exilés.

Les cœurs étaient trop ulcérés, de part et d'autre, pour qu'on dût espérer une réconciliation solide : le feu ne pouvait manquer de se rallumer; et Bonaparte, qui l'attisait, fit entrer, en janvier 1808, plusieurs nouveaux corps de troupes en Espagne, toujours sous prétexte d'assurer sa conquête du Portugal, et même d'aller attaquer Gibraltar. Il affectait de vouloir renouer l'alliance des deux familles proposée par le prince des Asturies, et à laquelle consentait Charles IV.

La réunion définitive du Portugal à la France ouvrit enfin les yeux à cette cour aveugle, et Godoy lui-même conçut des soupçons sur les projets de son puissant protecteur. Bonaparte le sut, et il précipita la marche des événemens. Ses généraux reçurent ordre de s'emparer, de quelque manière que ce fût, des fortifications des villes où ils étaient reçus comme alliés, et ils l'exécutèrent par ruse ou par force.

La cour d'Espagne, dénuée de troupes et de tout moyen de résistance, songeait à se retirer dans le midi de ses domaines, et elle s'était réunie à Aranjuez, pour cacher son départ au peuple. Les préparatifs ne purent être assez secrets : le peuple en fureur accusa Godoy de tous les maux où l'on était plongé; il se porta à l'hôtel du favori, brûla cet hôtel et tous ses meubles, et l'aurait massacré lui-même, s'il ne se fût soustrait, par une fuite précipitée, à une mort certaine. A moitié nu, caché sous une vieille natte de joncs, il passa trente heures couché dans un galetas, d'où la faim et le froid le chassèrent; mais il fut reconnu; et sans l'intercession généreuse du prince des Asturies, le peuple l'aurait immolé à sa vengeance. Cependant l'insurrection durait toujours, et le nombre des mécontens s'accroissait d'heure en heure. Le Roi, vieillard respectable, mais privé de son ministre, et incapable de gouverner par lui-même dans des temps aussi difficiles, abdiqua la couronne, le 18 mars, en faveur de son fils. La joie fut universelle. Godoy, mis en prison, allait être jugé régulièrement.

A la nouvelle de cette révolution, Murat, qui se trouvait sur les frontières, en qualité de général en chef, partit en toute diligence, et arriva à Madrid le 23 mars, avec un corps d'armée. Il félicita le nouveau monarque, sans néanmoins le reconnaître pour Roi; mais il protesta qu'il n'attendait que les ordres de l'Empereur; il assura que l'Empereur viendrait lui-même incessamment à Madrid, pour concilier les intérêts des princes ses alliés, et marcher ensuite, à la tête de son armée, contre les Anglais, qui menaçaient, disait-il, d'une descente en Espagne. Il détermina même Ferdinand à se rendre à Burgos, pour y recevoir le grand Empereur, qui était arrivé à Bayonne le 15 avril. De Burgos, le prince trop crédule se laissa conduire par Savary jusqu'à Vittoria, où il s'aperçut enfin qu'il était prisonnier. Il fallut céder à la force, et on l'emmena captif à Bayonne.

Cependant Murat, resté à Madrid, suivait ses plans hostiles, toujours sous le manteau de l'amitié. Trop bien secondé par des généraux dont nous tairons les noms, mais dont l'inexorable histoire flétrira la mémoire, pour avoir préféré le rôle de lâches Sinons à celui de braves soldats (1), il exigea que la Junte de gouvernement provisoire, créée par Ferdinand, à son départ, lui remît la personne de Godoy, sous prétexte de le faire juger en France. La Junte obéit; mais le peuple ne fut point dupe de ces manœuvres perfides : il murmura hautement; et l'on peut fixer à cette époque le véritable commencement de l'insurrection. Murat comprit

---

(1) Nous savons qu'on a dit :

. . . . . *Dolus an virtus quis in hoste requirat?*
Qu'importe qu'on triomphe ou par force ou par ruse!

Mais le poëte parlait d'un ennemi qui attaquait son ennemi; au lieu qu'en Espagne, Bonaparte et ses agens trompaient un allié fidèle, trahissaient un ami sincère. Trop heureuse la France, si de tels hommes n'eussent trahi que des Rois étrangers! Mais peut-on oublier le 20 mars 1815!

alors qu'il fallait changer de rôle. Il déclara que son maître n'avait point reconnu le roi Ferdinand, et qu'il ne reconnaissait que Charles IV pour légitime souverain des Espagnes. Moitié par ruse, moitié par force, il obtint une déclaration de Charles pour révoquer son abdication. Il le proclama de nouveau Roi d'Espagne; mais le peuple ne le reconnut point ; et Charles, fatigué par des émotions si pénibles et si fréquentes, se jeta de lui-même dans le piége tendu depuis long-temps à sa bonne foi : il se rendit à Bayonne avec toute la cour, et fut bientôt suivi des membres du gouvernement.

Nous n'entrerons pas dans le détail de toutes les intrigues qui furent mises en jeu pour consommer l'usurpation que méditait Bonaparte; c'est dans les Mémoires de l'abbé de Pradt lui-même, l'aumônier et l'un des agens diplomatiques de Bonaparte, qu'il faut lire les longues relations de toutes les déceptions, trahisons, fabrications de fausses lettres, et autres manœuvres infâmes qui amenèrent enfin la prétendue abdication faite à Bayonne, le 5 mai 1808, par Charles IV, en faveur de Bonaparte; abdication que le *Moniteur* de France déclare avoir été également signée le 10 mai par Ferdinand et par tous les autres princes de la famille royale. L'usurpateur, se jouant de tous les droits, et bravant l'opinion universelle, envoya ses victimes prisonnières, les unes à Marseille, les autres à Valençay; prit possession du trône d'Espagne, et le transmit, le 4 juin, à son frère Joseph qu'il fit venir à cet effet de Naples, où il régnait auparavant.

Ainsi se termina cette trame odieuse et criminelle. L'Europe enchaînée gémit en secret, mais n'osa encore se prononcer. Les Espagnols, seuls au monde, abandonnés de l'univers, ne perdirent pas courage. *Dieu et leur droit* fut le cri de guerre dans toute la Péninsule. Dès le 24 mai, il y avait eu une émeute à Madrid; Murat la réprima en versant beaucoup de sang. Dans une proclamation aussi maladroite qu'audacieuse, il déclara qu'il avait été informé d'avance du projet d'insurrection, mais qu'il l'avait laissée éclater à dessein, *pour châtier cette canaille* indocile. Le cœur des fiers Espagnols fut plus sensible à cette basse injure qu'au meurtre même de leurs concitoyens; et dès ce moment une guerre à mort fut jurée contre les Français.

Sur tous les points du royaume on courut aux armes; on organisa des *juntes* ou assemblées de gouvernement dans toutes les provinces; une junte générale s'établit à Séville, et dirigea pendant deux ans les efforts de la nation. Cependant les troupes espagnoles étaient battues toutes les fois qu'elles voulaient combattre en ligne : leur ressource était de se rallier en *guérillas*, ou troupes de *petite guerre*. Alors ils reprenaient l'avantage en harcelant sans cesse leur ennemi qui n'osait disséminer ses forces. Cependant tout aurait été vain pour résister à l'usurpation, si les Anglais ne fussent débarqués dans la Péninsule, et n'y eussent apporté d'immenses trésors, des munitions de toute espèce et même des vivres. La réunion de ces alliés promettait de grands succès pour la libération du pays, quand la division se mit entre eux. Les Anglais rentrèrent en Portugal, abandonnant les Espagnols à eux-mêmes. La division s'établit également dans le gouvernement provisoire : on fut obligé de dissoudre la junte-générale, qui fut remplacée par une réunion extraordinaire de *cortès* (1). Voici comment un ouvrage moderne parle de cette assemblée :

« Quand les Cortès généraux et extraordinaires furent élus, en 1810, le plus grand nombre des provinces étant occupées par les Français, ne purent envoyer des députés, et on adopta une variété d'expédiens sans exemple pour compléter le nombre régulier, outre une violation directe de l'ancien usage, en admettant des représentans des provinces américaines. Ces irrégularités devaient entretenir des doutes parmi ces Cortès sur leur propre légalité et ne leur faire introduire,

---

(1) *Cortès*, ou gens de cour. C'était une assemblée des principaux notables du royaume, et qui, sous certains rapports, pouvait être comparée à ce qu'étaient nos *Etats-Généraux* en France. Ils n'étaient point permanens; ils ne s'assemblaient que dans des cas extraordinaires. Charles-Quint, appelé au trône d'Espagne, ne s'y rendit pas immédiatement après la mort de son successeur. Il s'éleva des troubles intérieurs, et même une guerre civile qui dura deux ans. Les Cortès s'étaient montrés peu favorables à Charles, qui, une fois vainqueur, les abolit pour toujours. Une ombre d'assemblée de *Cortès* s'était réunie au commencement du règne de Philippe V; mais elle ne fit rien de remarquable.

qu'avec beaucoup de précaution, les améliorations requises dans le gouvernement : au lieu de cela, ils commencèrent par les changemens les plus violens dans toutes les institutions de l'Etat et de l'Eglise. On peut reconnaître à ce manque de jugement la composition de l'assemblée......... Ainsi tout patriote ambitieux ou visionnaire, rempli de l'espoir de régénérer son pays, cherchait avec avidité à être élu ; et malheureusement on envoya trop de membres dont les idées de perfection étaient tirées des écrits de Platon et d'Aristote, et dont la plus grande ambition était de renchérir sur les doctrines théoriques de leurs auteurs favoris. Ces membres étant les mieux élevés, et quelques-uns d'entr'eux, orateurs éloquens, ils obtenaient bientôt de l'ascendant; ils s'arrogeaient à eux-mêmes le titre de *libéraux*, quoiqu'ils le soutinssent certainement bien peu en flétrissant du nom de *serviles* tous ceux qui refusaient d'appuyer leurs vues de donner une liberté sans bornes à la nation. Dans les séances des Cortès, quiconque parlait contre leurs opinions, soit qu'il exprimât les sentimens des préjugés fortement enracinés par le temps, ou les simples effusions d'une âme honnête et la logique d'un esprit moins cultivé que le leur, était traité de servile ; et bien souvent, quand l'organe manquait à celui qui avait pris la parole, il était forcé au silence par les clameurs de la populace qui se tenait dans les galeries, et qui, flattée de l'attente de quelque avantage inconnu, écoutait impatiemment ceux qui s'opposaient aux changemens médités. Ainsi, les argumens favorables aux libéraux, étant les seuls que l'on admît, toute objection à leurs projets était méprisée, et avec eux les neufs dixièmes de la nation qui n'étaient nullement préparés à aucun changement. Ils formèrent un corps de lois qui frappaient presque toutes les institutions regardées avec respect, et traçaient aux Espagnols, ignorans de sa valeur, le plus haut degré de liberté, auquel la nation la plus éclairée ait encore pu atteindre. Par leur peu de connaissance de la nature humaine, ou par des notions démocratiques trop fortes, ils recherchaient absolument l'opposition des classes supérieures par des changemens et par un mépris total de leurs sentimens et leurs préjugés; de sorte que la constitution, fruit de leurs travaux, tandis qu'elle abaissait la puissance royale, dégradait les nobles, volait l'Eglise, et limitait l'autorité du militaire, promettait au peuple un avantage éloigné, dépendant du succès de la guerre, et par conséquent, d'après la publication, avait soulevé contre elle une nuée d'ennemis puissans, sans qu'une seule classe de la société se sentît vivement intéressée à la conserver. »

On voit par ce tableau dont la fidélité est attestée par tous les auteurs qui ont écrit sur l'Espagne, amis ou ennemis, que l'assemblée des Cortès était une véritable Convention Nationale ; et les événemens qui s'y passèrent retracèrent plus d'une fois les scènes anarchiques de cette malheureuse assemblée de 1793. Elle se composait d'élémens trop étrangers les uns aux autres, pour qu'il lui fût possible de rien produire de sage et de solide. Tout en proclamant publiquement le nom de Ferdinand dans les préambules et à la tête des décrets, il est certain que deux tiers de l'assemblée environ ne songeaient point au roi légitime : un tiers voulait une république pure et simple, toute démocratique : un autre tiers travaillait en secret pour Bonaparte, qui avait promis d'accepter une *constitution libérale*, quand la force de ses armes aurait soumis toute l'Espagne; mais aucun de ces deux partis n'ayant *la majorité*; ils étaient obligés de s'appuyer sur le troisième, composé de fidèles royalistes, et de faire des concessions pour en obtenir à leur tour. De là cette œuvre monstrueuse, appelée *Constitution politique de la monarchie espagnole*, œuvre informe, véritable anarchie organisée, et qui, comme on l'a dit, renferme en elle-même tous les élémens de sa destruction.

Les rédacteurs de ce fatras, se traînant sur les constitutions de France de 1791, de 1793 et de 1795, ont même gâté leur modèle.

L'expérience a été inutile pour ces tumultuaires législateurs. En vain trente années d'essais malheureux en France ont-ils démontré l'insuffisance et même l'absurdité des *constitutions* entièrement écrites et rédigées en un seul code de lois; les intrépides cortès ont voulu réaliser la chimère. Armés de 384 articles principaux, flanqués de trois ou quatre cents articles subsidiaires, ils croient avoir tout prévu, tout organisé, tout réglé; leur erreur durera jusqu'au premier événement qui, venant à entraver un seul rouage, arrêtera le mouvement de toute la machine; trop heureux s'ils se bornent à *des lois d'exception*, et si, au lieu de suspendre momentanément leur Charte, ils ne la remplacent point par une Charte nouvelle ! C'est ainsi que nous avons vu les innombrables *titres*, *sections*, *divisions* et *subdivisions* de la constitution des rêveurs de 1791, remplacés par les 405 articles de fous furieux de 1793, remplacés à leur tour par les 377 articles de la constitution de l'an 3; lesquels firent place aux *constitutions* de l'empire. De toutes ces sublimes théories, dont on a essayé de tirer la quintescence, qu'est-il resté pour tout résultat au fond du creuset? Un *caput mortuum* dont on voit aujourd'hui les puissantes vertus!... Il en sera de même de toutes les constitutions que voudront donner les grandes assemblées délibérantes, toujours divisées d'opinions, agitées par mille intérêts divers, trop souvent dominées par l'ignorance présomptueuse ou la subtile corruption, et dans lesquelles, pour dernier coup de pinceau, *les suffrages se comptent et ne se pèsent pas*. La Crète n'eut point pour législateur une *assemblée constituante*, elle eut Minos ; Sparte eut Lycurgue; Athènes eut Solon; Rome eut son fondateur et Numa-Pompilius ; la France dut ses Capitulaires à Charlemagne, et l'Angleterre sa grande Charte au roi Jean.

Les cortès n'en ont pas moins, comme ces grands sorciers qui courent les foires et marchés, la prétention de *montrer ce qu'on n'a jamais vu et ce qu'on ne verra jamais*. Inhabiles compilateurs, ou serviles copistes, ils ont ramassé dans un antique fatras de lois tombées en désuétude, ou transcrit dans nos codes modernes, leur masse informe d'articles incohérens, et après huit ans de sommeil sur ce beau rêve, ils se réveillent tout-à-coup, et de par la puissance du sabre, ils font adopter à leur roi le monstre tel qu'ils l'avaient enfanté.

RAPPORT

DE LA COMMISSION DES CORTÈS, CHARGÉE DE PRESENTER LE PROJET DE CONSTITUTION.

Nosseigneurs,

La commission que vous aviez chargée de rédiger un projet de constitution pour la nation espagnole, vient soumettre aujourd'hui à votre auguste Congrès le fruit de ses méditations. Elle ne s'est pas dissimulé un seul instant l'importance et la gravité d'une entreprise dont la grandeur aurait fini par la décourager, en lui révélant l'insuffisance de ses propres forces, si elle n'avait compté en même temps sur vos lumières pour aplanir toutes les difficultés.

Si nous n'avons pas répondu dignement à vos désirs, si notre travail est encore au-dessous de l'attente publique, il nous est permis d'espérer, sinon d'avoir atteint la perfection dans l'exécution de vos ordres, du moins d'avoir ouvert à votre sagesse la route qu'elle aura à suivre dans la discussion, pour arriver au but tant désiré par la nation entière. Nous ne vous présentons rien qui ne se trouve consacré d'avance de la manière la plus authentique et la plus solennelle par les différens codes de la législation espagnole (1), à moins qu'on ne veuille considérer comme nou-

(1) Peut-on donner ainsi le nom de *législation espagnole* aux règlemens si divers, si opposés même, qui régissaient les peuples de

velle la méthode avec laquelle nous avons distribué et classé, en un système constitutif et harmonique, toutes les dispositions fondamentales des lois de l'Aragon, de la Navarre et de la Castille, relatives à la liberté et à l'indépendance de la nation, aux droits et aux obligations des citoyens; à la dignité et aux attributions respectives du Roi et des magistrats, à l'établissement et à la disposition de la force armée, au régime économique et à l'administration des provinces. Le projet qui est présenté aujourd'hui à votre auguste Congrès d'après ces bases primitives, n'est point revêtu de ces couleurs éclatantes qui brillent ordinairement dans les œuvres des publicistes et dans les traités du droit public : nous n'avons pas cru que cet appareil scientifique fût nécessaire, s'il n'est pas toutefois déplacé, dans l'expression claire et simple du texte précis de la loi constitutive d'une monarchie. Mais en même temps nous n'avons pu nous dispenser d'adopter la méthode qui nous a paru la plus analogue à l'état présent de la nation, aux perfectionnemens du système administratif, inconnus lors de la publication des différens codes de notre législation : système dont il n'est plus possible de s'écarter aujourd'hui, si nous voulons rendre hommage aux convenances de la civilisation actuelle, à l'exemple de nos premiers législateurs, qui ne manquèrent pas de consulter la nature et les besoins des localités, avant d'établir des lois pour les contrées du royaume situées dans d'autres parties du globe.

---

la Péninsule, quand ils étaient divisés en petites républiques indépendantes, sous des chefs qui n'avaient de roi que le nom, par la conservation du mot latin REX, *chef, conducteur,* qui n'a jamais signifié ce qu'on entend par *monarque*?

Nous aurions désiré que notre empressement à répondre au plus tôt à la confiance de l'auguste Congrès, la noble impatience du public pour l'accomplissement de notre mission, et le manque de secours littéraires où nous nous sommes trouvés, nous eussent permis de donner à ce travail la perfection nécessaire pour mériter votre bienveillance et la gratitude de la nation; nous aurions pu prouver ici, par de nombreux matériaux, que toutes les dispositions contenues dans le projet de votre commission ne sont pas nouvelles, et qu'elles avaient été déjà en vigueur dans le royaume. Ces recherches, quelque pénibles, quelque difficiles qu'elles soient, votre commission n'aurait pas manqué de les faire pour se justifier de tout reproche d'innovation dans l'esprit des personnes qui, peu versées dans l'histoire et l'ancienne législation de l'Espagne, pourraient être tentées de croire que nous avons puisé nos idées chez des nations étrangères, ou qu'une vaine démangeaison d'innover nous a fait introduire dans la législation actuelle des principes inconnus, quoique jadis en vigueur dans le royaume, ou formellement contraires au système de gouvernement adopté depuis les guerres de la succession. Aussi n'est-ce pas sans douleur que votre commission a porté ses regards sur le voile épais qui, sous les derniers règnes, a caché aux yeux du peuple l'importante histoire de nos Cortès, connaissance réservée aux savans et aux gens de lettres, dont les recherches à cet égard n'avaient au reste pour objet qu'un simple but d'érudition, plutôt qu'aucun intérêt politique. Si le gouvernement n'osa pas encore défendre ouvertement la lecture des cahiers des Cortès, il mit si peu d'empressement à en publier des éditions complètes et à la portée de tous, tant d'ardeur à prohiber tout écrit qui rappelait à la nation ses droits et ses libertés primitives, sans compter la suppression scandaleuse des lois bienfaisantes et libérales dans les nouvelles éditions de quelques recueils de droit, qu'il en résulta un oubli presque universel de notre véritable constitution, jusqu'au point d'attirer le dédain et la défiance sur les personnes qui manifestaient encore de l'attachement pour les antiques lois de la Castille et de l'Aragon.

La lecture de ces précieux monumens aurait familiarisé la nation avec les idées saines de cette liberté politique et civile, défendue avec tant d'énergie, et si souvent réclamée par nos ancêtres dans leurs adresses aux Cortès, à qui ils ne cessaient de demander, par l'organe de leurs députés, et avec la fermeté d'hommes libres, la réforme des abus, l'amendement ou l'abrogation des lois nuisibles, et la répression des injustices. Elle aurait contribué également à convaincre les Espagnols que ce désir de mettre un frein à la dissipation et à la prodigalité du gouvernement, d'améliorer le système légal et les institutions publiques, a toujours été l'objet des réclamations constantes de nos cités, et du zèle ardent de leurs députés; et que, de tous les décrets émanés jusqu'à ce jour de votre auguste Congrès, il n'en est pas un seul qui ne soit conforme à l'esprit des adresses présentées dans tous les temps aux Cortès; qu'au contraire votre prudence a respecté bien des choses dont on demandait jadis, d'un ton ferme et prononcé, la réforme ou la suppression. Il est vrai que la lecture des historiens de l'Aragon, si supérieurs à ceux de la Castille, ne laisse rien à désirer à celui qui veut s'instruire de l'admirable constitution de ce royaume; mais la nation aurait trouvé, dans les cahiers des Cortès des deux couronnes, des preuves éclatantes de la grandeur et de l'élévation du génie de nos ancêtres dans leurs vues, de la fermeté et de la dignité de leur caractère dans leurs assemblées et leurs conférences, du bon esprit de liberté et d'indépendance qui les animait, de leur amour pour l'ordre et la justice, et de ce discernement exquis qui leur avait appris à ne jamais confondre, dans leurs adresses et leurs réclamations, les intérêts de la nation avec ceux des corporations ou des individus. Mais la funeste politique de l'ancien gouvernement avait tellement su étouffer ce goût et cette affection nationale pour ces grands principes de nos anciennes constitutions, principes répandus dans tous les codes de notre jurisprudence, répétés, expliqués et commentés par nos publicistes, qu'on ne peut attribuer qu'à un plan suivi par le gouvernement l'ignorance déplorable de tant de personnes qui ne voient qu'une imitation servile ou des nouveautés dangereuses et subversives dans ce qui n'est que l'exposé simple des faits historiques rapportés par les Blanca, les Queita, les Anglesia, les Mariana, et tant d'autres estimables et profonds écrivains qui ont traité expressément ou d'une manière incidente, et toujours avec autant de talent que de force, des statuts et des lois, des usages et des coutumes antiques de la nation. Pour justifier cette assertion, il suffit de citer les dispositions du code, dit *Fuero-Juzgo*, sur les droits du peuple, du Roi et des citoyens, sur l'obligation commune à tous d'être fidèles aux lois, sur leur formation et leur exécution, etc. *La souveraineté de la nation* (1) est recon-

(1) LA SOUVERAINETÉ DU PEUPLE : voilà cette grande abstraction qui a causé tant de disputes, et dont l'invocation a produit tant de calamités ! Faute de s'entendre même sur la vraie valeur des mots

nue et proclamée de la manière la plus authentique et la plus solennelle dans les dispositions fondamentales de ce

---

que l'on emploie, on disputera éternellement sur un principe foncièrement vrai, mais exprimé en termes impropres. Que peut, que doit signifier le mot *souverain*, sinon *placé au-dessus*, du mot latin *super, suprà*, que se sont approprié les différentes langues de l'Europe? (en français, *souverain;* en italien, *sovrano*; en espagnol, *soberano;* en anglais, *sovereign*, etc. etc.) Ce mot, adjectif de sa nature, a fini par être pris substantivement, par la suppression du nom auquel il était joint dans l'origine : *souverain magistrat* (comme à Rome le *supremus dictator*), *chef souverain, prince souverain, conseil souverain, cour souveraine*, etc. Partout ce mot suppose un homme ou une réunion d'hommes placés *au-dessus* des autres. Or, comment appliquer cette signification à un peuple? Qui dit peuple ou corps de nation, dit nécessairement une réunion d'hommes qui vivent en société sous les mêmes lois; et, en ce sens, le peuple comprend tout, rois, empereurs, consuls, magistrats, quelle que soit leur dénomination, enfin citoyens de toutes les classes. Or, comment appeler *souverain* un tel peuple? *Au-dessus* de qui et de quoi est-il placé? Si un peuple se gouverne par lui-même et par lui seul, c'est une démocratie pure, dans laquelle il ne peut y avoir de *souverain* ni de *souveraineté*. S'il confie son gouvernement à des délégués, il en fait nécessairement des *souverains*, car il les met *au-dessus* des autres pour commander et être obéis. Voilà comment l'ont voulu tous les peuples qui se sont donné des gouvernemens. Mais nous voici arrivés au point de la difficulté; nous voici à cette question que des Cortez (puisque nous en sommes aux Cortez) croyaient avoir résolue, en disant à un Roi : *Nous, qui sommes plus que vous*, etc. Il s'agit de savoir si les *souverains* tiennent leur *souveraineté* de l'autorité du peuple. La réponse est beaucoup plus facile qu'on ne pense : OUI, pour ceux qui l'ont reçue du peuple; NON, pour ceux qui l'ont reçue de leur épée. Après cela, qu'on remonte, si l'on veut ou si l'on peut, à l'origine des sociétés; qu'on se demande s'il y avait des peuples avant qu'il y eût des rois (il faudrait dire, s'il y avait des *hommes*, pour parler juste) : ce seront autant de questions oiseuses propres à exercer les esprits spéculateurs, et qui n'é-

code. Elles déclarent que la couronne est élective; que personne ne peut prétendre au trône, s'il n'y est appelé par le

---

clairciront rien. Mais, pour nous mettre à l'aise avec les apôtres de la doctrine de la *souveraineté du peuple*, créons tout à coup, au milieu de l'Océan, une grande île déserte: que la terre s'ouvre, et que de son sein sorte une moisson d'hommes nouveaux, *crescatque seges clypeata virorum!*... Comme cette multitude n'aura point encore de *Cortès* pour lui faire un cours de politique et de *droits de l'homme*, il est probable que nos sauvages, sentant bientôt le besoin d'une association quelconque, feront comme ont fait tous les sauvages que nos *Cooks* découvrent de temps en temps, c'est-à-dire qu'ils choisiront pour *chef, roi, monarque* (le nom n'y fait rien), le plus fort, le plus adroit à la chasse, le plus brave. Dès lors voilà un *peuple*, et voilà un *souverain*.

Comme les *droits respectifs* entre les souverains et les peuples ne seront pas encore bien clairement déterminés parmi nos demi-sauvages, il est à croire que le souverain sera un peu despote, et qu'il fera des réglemens sans assembler les ÉTATS. Mais hâtons-nous d'avancer la civilisation de ces nomades: envoyons-leur quelques *moniteurs* qui, organisant un bon enseignement mutuel, leur apprennent à lire Platon et Aristote, et à raisonner bien ou mal sur la meilleure forme de gouvernement. Certes, ils seront les maîtres d'adopter celle qu'ils voudront, et de la changer ensuite autant de fois et aussi souvent qu'ils le voudront: nous leur en reconnaissons le pouvoir, le droit, la *souveraineté*, si on tient à ce mot. Mais quand la population se sera accrue au point qu'il ne leur sera plus possible de se gouverner eux-mêmes dans leur île, à laquelle nous donnerons une aussi grande étendue que nous voudrons, il faudra qu'ils se constituent en monarchie, puisque l'expérience de tous les siècles et de tous les peuples prouve que c'est la seule forme de gouvernement qui atteigne le but qu'on se propose dans l'établissement des gouvernemens. Si l'expérience leur apprend ensuite que la monarchie héréditaire est la seule qui assure la tranquillité, et par conséquent le bonheur des peuples; s'ils donnent ou si on leur octroye une Charte qui détermine, par la loi, l'ordre de succession au trône, ce qu'on nomme *légitimité* ou ordre de choses établi par la loi; s'ils

choix de la nation : que le Roi doit être nommé par les évêques, les grands du royaume et le peuple; elles expriment

---

ont appelé la divinité à sanctionner ce pacte d'alliance, pour le rendre plus respectable et plus sacré, nous dirons alors que nos colons sont devenus un peuple civilisé; qu'ils ont déposé leur autorité primitive dans les mains de leur *souverain* ou magistrat suprême; nous dirons qu'il faut être un factieux, archi-factieux, pour vouloir renverser l'ordre établi, et ramener la société aux premiers temps de sa formation, à sa barbarie originelle.

Or, dans l'état actuel de la civilisation en Europe, les gouvernemens sont partout constitués; les changemens ne doivent s'opérer que lentement, quand les besoins se font sentir impérieusement, mais toujours suivant les formes déterminées par la loi fondamentale. Voilà les vrais principes, les principes conservateurs; mais si des factieux réussissent à bouleverser l'Etat, ils ne manqueront pas de *principes* nouveaux à opposer à ceux-là, pas plus que n'en manquera le premier conquérant qui aura assez de soldats pour les proclamer à coups de sabre; et alors, comme toujours, *la loi du plus fort sera la meilleure.*

Remarquons, pour finir cette discussion, que ceux qui prêchent le plus haut la *souveraineté* des peuples, furent et seront toujours des gens qui prétendent *représenter* eux-mêmes exclusivement le peuple. Ils parlent en son nom comme s'ils savaient, comme s'il était possible même de savoir quelle est la volonté du peuple; comme si le peuple, enfin, pouvait avoir une volonté sur tel ou tel acte législatif! « Peut-on supposer, disait Boissy-d'Anglas (aujourd'hui pair « de France), dans le discours préliminaire de la Constitution répu- « blicaine de l'an 3 : peut-on supposer un assez grand accord d'in- « térêts et de volontés pour que la même loi pût être présentée sans « danger à l'examen de toutes les sections de l'empire? Ne voit-on « pas, à chaque instant, la même loi utile aux uns, défavorable aux « autres, contraire aux mœurs de ce département, conforme aux « habitudes de celui-là, exciter entre les diverses parties de la ré- « publique une division nécessairement funeste; armer le Nord « contre le Midi, et préparer, par la guerre civile, le déchirement « de la France »

C'est parce qu'il voyait tous ces dangers, sans aucun avantage qui

également les qualités qu'il faut avoir pour être élu; elles déterminent les droits respectifs du Roi et de son peuple, et attribuent expressément la puissance législative aux représentans de la nation conjointement avec le Roi. Il est expressément enjoint au monarque et à tous ses sujets, sans distinction de dignité et de rang, d'être fidèles aux lois,

---

les compensât, que l'auteur de la Charte n'a point renouvelé la ridicule parade de la *présentation au peuple souverain*. Qui ne sait, en effet, comment s'obtiennent ces *acceptations* des constitutions par *le peuple souverain?* Quatre ou cinq épreuves ne laissent pas le moindre doute aux plus incrédules; et si quelqu'un était assez peu instruit des faits pour conserver quelque incertitude à cet égard, qu'il lise la page 163 des *Mémoires sur la Révolution*, par le ministre de l'Intérieur qui *fit accepter* la libérale constitution de 1793. Dans un repas où ce ministre buvait à la santé de la république avec ses collègues, « *Danton, couvrant de ce qu'il y avait de sauvage « dans sa voix ce qu'il y avait de sensible dans son cœur, me dit : « Si vous voulez que la paix se fasse entre nous, laissez là votre « ennuyeuse modération ; hâtez-vous de prendre toutes les mesures « pour envoyer partout cette constitution, pour la faire partout « accepter.* Faites-vous donner de l'argent, et ne l'épargnez pas : la « république en aura toujours assez. »

Ainsi parla Danton *au cœur sensible*, et voici ce que son collègue ministre lui répondit naïvement : « *S'il ne tient qu'à cela*, lui répli- « quai-je, *reposez-vous sur moi. Je sais que penser de la Constitu- « tion qu'on nous donne ; mais son acceptation me paraît l'unique « moyen de sauver la république, et je garantis, sur ma tête,* QU'ELLE « SERA ACCEPTÉE. »

Voilà une précieuse preuve de la corruption et des moyens vraiment *libéraux* (*n'épargnez pas l'argent*) que les ministres employaient pour obtenir des *acceptations du peuple souverain!* Ils avaient un grand respect pour ce *peuple souverain*, ceux qui le traitaient ainsi! Et pourtant ce sont principalement les mêmes hommes qui proclament encore aujourd'hui la souveraineté du peuple, et qui font un crime à l'auteur de la Charte de ne l'avoir point fait accepter par le peuple!

avec défense au Roi d'attenter à la propriété de personne, sous peine de restitution et de dédommagement. En présence de dispositions aussi claires, aussi précises, aussi solennelles, qui pourra se refuser à reconnaître, comme un principe incontestable, que l'autorité souveraine émane en principe et réside essentiellement dans la nation? Comment, sans cela, nos ancêtres auraient-ils pu élire leurs rois, leur imposer des lois et des devoirs, et en exiger l'observation? Et si cette vérité est de toute évidence et d'une authenticité irréfragable, ne fallait-il pas, pour soutenir le contraire, désigner l'époque à laquelle la nation s'était dépouillée elle-même d'un droit aussi intimement lié et aussi essentiel à son existence politique? N'était-il pas nécessaire de produire les actes par lesquels la nation s'était authentiquement dessaisie de sa liberté? Mais on a beau chercher et fouiller dans nos annales et nos monumens historiques, on a beau entasser les sophismes et les subtilités, l'histoire et le raisonnement prouvent de la manière la plus authentique que la couronne a continué d'être élective en Aragon comme dans la Castille, même après la restauration.

Avant le douzième siècle, la Castille n'avait point de loi fondamentale qui déterminât avec clarté et précision le mode de succession au trône, comme on peut en juger par les troubles qui suivirent si souvent les dissensions survenues entre les fils des rois de Léon et de Castille; et la coutume d'associer au trône et de faire reconnaître par les Cortès, du vivant du Roi, comme héritier de sa couronne, le prince ou le parent désigné pour lui succéder, ne pouvait provenir que du défaut de lois constitutionnelles sur un point aussi important et aussi essentiel au bien-être de la nation.

Jamais l'Espagne n'a pu oublier que la couronne était élective dans les commencemens de sa monarchie; la preuve en est dans les fastes de nos royaumes. Entre autres événemens que nous pourrions citer ici, nous distinguerons celui qui eut lieu en 1462 dans la principauté de Catalogne, où les Etats, après avoir opposé une noble résistance à don Juan II, roi d'Aragon, le déposèrent solennellement du trône. La Castille en usa de même à l'égard de Henri IV en 1465, à cause des vices de son gouvernement et de sa mauvaise administration. Il avait été question dans les Cortès de Tolède en 1406, à l'occasion de la minorité de don Juan II, de faire passer la couronne sur la tête de son oncle l'Infant don Ferdinand, et cette proposition était fondée sur le droit qu'a la nation de choisir son Roi, conformément à l'usage commun du royaume. Enfin une autre preuve de ce droit imprescriptible de la nation, c'est la coutume solennelle, qui s'observe encore de nos jours, de prêter serment au prince des Asturies, du vivant de son père, coutume établie pour consolider de plus en plus les lois de l'hérédité. Ce n'est pas une chose moins digne de remarque, que le soin et la vigilance de l'Aragon et de la Castille à maintenir les statuts et les lois qui garantissaient les droits de la nation sur le point essentiel de la formation des lois. Les dispositions du code goth à ce sujet furent rétablies dans ces deux royaumes, dès qu'ils se virent délivrés du joug des Arabes. Alors reparurent les congrès nationaux *des Goths* (1) sous

(1) *Congrès des Goths*.... Les lecteurs n'avaient pas besoin de cette dernière preuve pour savoir que messieurs les Cortès étalent ici une bien *gothique* érudition, et vont exhumer des us et coutumes bien *gothiques*.

le nom de Cortès généraux d'Aragon, de Navarre et de Castille, dans lesquels le Roi, les prélats, la noblesse et le peuple, faisaient les lois, accordaient des impôts, établissaient les contributions, et décidaient toutes les affaires de quelque importance qui leur étaient présentées. Il y avait cependant entre ces trois Etats quelque différence dans la tenue et la forme de ces assemblées, dans le mode de leurs délibérations, et dans la manière de promulguer les lois. L'Aragon avait des institutions plus libérales que la Castille : son roi ne pouvait s'opposer ouvertement aux décisions des Cortès, et ces décisions devenaient lois du royaume, si la nation y persistait. La formule usitée pour la publication des lois est encore bien remarquable; et elle est conçue en termes si clairs et si précis, qu'il ne peut s'élever aucune espèce de doute sur leur véritable sens. Voici le début de cette formule : *Le Roi, d'après la volonté des Cortès, statue et ordonne.* Il n'en était pas de même en Castille, où l'autorité du monarque et l'influence des ministres, faute de lois claires, n'avaient pas de limites bien déterminées pour tous les cas. Cependant, malgré cette imperfection, la constitution de la Castille est admirable, digne de respect et de vénération : elle défendait au Roi de partager le royaume, d'attenter à la propriété de personne; elle ne permettait pas de détenir un citoyen qui fournissait caution; en vertu d'un ancien statut d'Espagne, elle frappait de nullité toute sentence rendue contre un individu par ordre du Roi; elle défendait de lever aucune contribution, aucun tribut, aucun impôt quelconque sans le consentement de la nation réunie en Cortès; et ce qu'il y a de bien singulier, c'est que l'impôt demandé n'était accordé que lorsque les Cortès avaient obtenu du Roi un dédommagement convenable dans la réforme des abus parvenus à leur connaissance : privilége dont la nation s'était toujours montrée si jalouse, que plus d'une fois elle manifesta son ressentiment pour un refus par des actes de violence et d'insurrection, comme il arriva dans les violentes émeutes excitées à Ségovie et dans plusieurs autres villes de la Castille, par le refus de Charles V de satisfaire aux plaintes présentées par les députés du royaume, après que les Cortès réunis à la Corogne lui eurent accordé les subsides qu'il avait demandés. Mais rien de tout cela n'est comparable aux dispositions de la constitution aragonaise pour la garantie des priviléges et des libertés de la nation et des citoyens. Outre la démarcation des limites de l'autorité royale, comme en Castille, on regardait dans l'Aragon la fréquente convocation des Cortès comme le moyen le plus efficace pour assurer le respect et l'exécution des lois. En 1283, sous le règne de Pierre III, dit *le Grand*, il fut décrété que le Roi convoquerait les Cortès généraux une fois chaque année : c'était aux Cortès qu'il appartenait de faire la paix ou de déclarer la guerre ; et ce droit, que la nation s'était réservé, offrait une barrière de plus à l'autorité royale, et préservait la liberté publique du malheur de devenir victime d'une guerre entreprise ou provoquée dans cette intention par le Roi. Comme dans la Castille, les contributions étaient librement consenties par la nation réunie en Cortès, les états de dépenses soumis à leur vérification, et tous les fonctionnaires publics tenus de leur rendre compte de leur administration. Outre les réunions périodiques et fréquentes des Cortès, les Aragonais avaient encore le privilége dit *de l'Union*, institution si singulière, qu'on n'en trouve point d'exemple chez les autres nations connues. Son objet était de s'opposer ouvertement à toute usurpation du Roi et de ses ministres sur les droits et les libertés du royaume, de le détrôner même et d'en élire un autre à sa place. Le mode de procéder de cette institution était déterminé par des lois fixes; son autorité s'étendait jusqu'à donner des ordres au Roi, et à exiger de lui la réparation des injustices commises contre la nation, comme il arriva à Alphonse III. Mais cette association formidable à l'ambition des ministres et des rois succomba sous les armes de Pierrre IV, dit *le Cruel*, qui força les Cortès à l'abolir en 1348. Cependant l'Aragon conserva le *Justicia* dont l'autorité était encore la sauvegarde de la liberté civile et la garantie de la sûreté individuelle. L'indépendance des augustes fonctions de ce magistrat, assurée par les lois, le privilége qu'il avait d'évoquer à son tribunal les causes criminelles, pour donner aux accusés le moyen de se défendre contre le crédit des ministres; le droit de se mettre à la tête des troupes de l'Aragon, et de les conduire contre le Roi lui-même ou son successeur, si l'un ou l'autre se permettait d'introduire des armées étrangères dans le royaume; telles étaient les principales attributions de ce pouvoir immense dont la chute, irrévocable comme celle du tribunal de l'Union, fut la suite de la défaite désastreuses des Aragons commandés par le dernier *Justicia* don Juan de Lanuza, contre l'armée castillane injustement envoyée par Philippe II pour soumettre Saragosse. Outre cette magistrature auguste et tutélaire, l'Aragon avait encore différentes lois et divers statuts qui protégeaient la liberté des citoyens: telle était la loi qui défendait d'appliquer personne à la torture, dans le même temps que cette épreuve barbare et cruelle était dans toute sa force en Castille et dans toute l'Europe.

La constitution de la Navarre mérite d'autant plus de fixer l'attention de votre Congrès, qu'elle est encore en vigueur et en exercice. Nous y trouvons un argument irrésistible pour convaincre ceux qui pourraient s'obstiner encore à regarder, comme institutions étrangères à notre patrie, des droits et des usages en vigueur aujourd'hui même dans une des provinces du royaume les plus heureuses et les plus dignes d'envie, où le gouvernement, tandis que le reste de l'Espagne pliait de concert et sans la moindre résistance sous sa volonté, trouvait une barrière insurmontable à l'exécution de ses ordres et de ses mesures, toutes les fois qu'ils étaient contraires à la loi ou au droit commun de la nation. Tout ce que nous avons dit au sujet des lois constitutionnelles de l'Aragon, à l'exception du *Justicia* et du privilége de l'Union et de l'évocation, était sanctionné et observé dans la Navarre. Aujourd'hui même encore la Navarre assemble ses Cortès, dont les réunions, auparavant annuelles comme en Aragon, avaient été réduites à une session tous les trois ans : cet intervalle était occupé par une députation. Les Cortès de la Navarre jouissent d'une grande autorité : aucune loi ne peut être établie sans leur libre consentement ; ils délibèrent sans l'assistance du vice-roi, et les projets de loi consentis dans leur sein sont approuvés ou rejetés par le Roi ; ils ont même le droit de soumettre à leur propre révision les lois déjà approuvées par le monarque, et de s'opposer à leur exécution, s'ils les trouvent contraires ou préjudiciables à l'objet proposé, en adressant des représentations au Roi, jusqu'à ce qu'il consente au vœu de la nation exprimé par les Cortès. Le Roi, de son côté, pouvait aussi refuser absolument la promulgation de la loi proposée par les Cortès, et l'insertion aux cahiers des lois, s'il ne la jugeait pas conforme à ses propres intérêts. La Navarre n'est pas moins jalouse du droit de s'imposer elle-même. Les lois sur les contributions y sont soumises aux mêmes formalités que les autres, pour obtenir l'approbation des Cortès, et aucun impôt ne peut être levé dans toute l'étendue du royaume, s'il n'a été consenti par les Cortès qui, pour maintenir leur autorité à cet égard dans la plénitude la plus absolue, donnent à toute espèce de contribution le nom de *don volontaire*. Les ordonnances, les règlemens du Roi, etc., n'y peuvent être mis à exécution avant d'avoir été approuvée par les Cortès, ou, en leur absence, par la députation, avec les formalités accoutumées. Les attributions de cette députation sont également très-étendues; son objet principal est de veiller au maintien de la constitution et à l'observation des lois, de s'opposer à l'exécution de toutes les ordonnances et de tous les décrets du Roi qui y sont contraires; de réclamer contre toutes les mesures du gouvernement, attentatoires aux droits et aux libertés de la Navarre, et de prendre connaissance de tout ce qui a rapport à l'économie et à l'administration politique du royaume. L'autorité judiciaire y est aussi très-indépendante du pouvoir du gouvernement. Le conseil de Navarre juge en dernier ressort toutes les causes tant civiles que criminelles, sans distinction de personnes, quelque privilégiées qu'elles soient, et sans qu'on puisse évoquer par-devant les tribunaux de la cour aucune affaire, ni par voie d'appel, ni par voie de requête, pas même pour le motif d'une injustice notoire.

Les provinces basques jouissent pareillement d'une infinité de droits et de priviléges qui sont trop connus, pour qu'il soit nécessaire d'en faire ici une mention particulière.

D'après cet exposé simple, la commission ne forme aucun

doute sur l'attention favorable de votre auguste Congrès à la lecture du projet de loi que vous l'avez chargée de vous présenter, et sur la manière dont il accueillera dans sa sagesse les principaux motifs qui ont déterminé ses commissaires à adopter le plan et le système qu'ils ont embrassés.

Toutes les lois, tous les statuts et tous les priviléges rapportés dans la courte exposition que nous venons de faire, se trouvent dispersés et confondus, pour ainsi dire, au milieu d'une multitude d'autres lois purement civiles et réglementaires dans l'immense collection du corps de droit qui forment la jurisprudence espagnole. La promulgation de ces codes, la force et l'autorité de chacun d'eux, les vicissitudes qu'ils ont éprouvées dans leur observation, présentent tant de variations, tant d'irrégularités et de contradictions, qu'il ne fallait rien moins qu'une attention soutenue et profonde pour démêler les lois fondamentales et constitutives de la monarchie, à travers cette multitude prodigieuse d'autres lois d'une nature bien différente, et souvent même contraire à l'esprit des premières. La commission n'a pas négligé ces recherches, quoique incomplétement faites d'avance par une autre commission nommée à cet effet par la junte centrale. Nous les avons eues au contraire constamment sous les yeux.

Mais ce travail, quoique fait avec beaucoup d'étendue et d'intelligence, se réduit à cet égard à la nomenclature des lois qu'on peut regarder à plus juste titre comme fondamentales, et qui sont contenues dans le *Fuero juzgo*, dans le code de *las Partidas*, dans le *Fuero viejo*, *le Fuero Real*, l'ordonnance d'Alcala, l'ordonnance royale de la nouvelle *Recopilacion*. L'esprit de liberté politique et civile qui brille dans la plus grande partie de ces lois, se trouve quelquefois étouffé *par les inconséquences et les contradictions même les plus extraordinaires* (1), au point qu'on y rencontre des dispositions entièrement incompatibles avec le génie, le caractère et le tempérament d'une monarchie modérée. En voici un exemple tiré de la loi XII, tit. Ier., art. Ier. : *L'Empereur ou le Roi peut donner des lois aux peuples soumis à sa puissance, et personne autre n'a ce droit dans le temporel, s'il n'y est autorisé par lui. Toutes les lois autrement rendues ne peuvent avoir ni titre ni force de lois, et ne doivent rien valoir dans aucun temps.* Nous pourrions multiplier les citations de cette nature; mais, outre que ce serait fatiguer sans utilité l'attention des Cortès, nous avons considéré que d'après le but principal de notre mission, la constitution de la monarchie espagnole doit présenter un système complet et bien ordonné, dont toutes les parties soient liées entre elles par l'union la plus étroite, et la plus parfaite harmonie : sa contexture, s'il est permis de parler ainsi, doit être l'ouvrage d'une seule main; sa forme et sa disposition, celui d'un seul et même ouvrier. Comment en effet espérer de pouvoir remplir ce grand et sublime objet, par la simple disposition textuelle de lois publiées à diverses époques; distantes les unes des autres de plusieurs siècles,

---

(1) Il faut convenir que parmi ces *inconséquences* et ces *contradictions*, celle que commettent ici les Cortès n'est pas la moins extraordinaire. Après avoir ressassé toutes les lois qui militent en faveur de leur nouveau système de gouvernement, ils avouent eux-mêmes qu'on trouve une multitude de lois toutes contraires; ils en citent un exemple, et ils assurent qu'ils pourraient multiplier les citations de cette nature : quelle libérale naïveté !

dans des vues différentes, sous des circonstances opposées entre elles, et sans aucune analogie avec la situation actuelle du royaume? En déclarant que le projet qui vous est présenté ne contient aucune innovation, *la commission a dit une vérité incontestable*, puisqu'il n'y en a réellement aucune en substance. Dans le temps des Goths, les Espagnols étaient une nation libre et indépendante, sous un seul et même empire; ils le furent de même, après leur rétablissement, et pendant tout le temps que la nation resta divisée en plusieurs états ou royaumes différens; ils le furent encore pendant quelque temps après leur réunion sous une même monarchie. Mais la réunion de l'Aragon et de la Castille étouffa bientôt toutes les institutions libérales, la liberté disparut, et le joug de l'esclavage s'appesantit tellement sur l'Espagne, que nous avions enfin perdu, il est bien douloureux de le dire, jusqu'à l'idée de notre propre dignité; si on en excepte la Biscaye et le royaume de Navarre, provinces fortunées, dont les statuts vénérables présentaient à chaque pas une protestation solennelle et terrible contre les usurpations du gouvernement, accusaient hautement le reste de l'Espagne de sa honteuse soumission, et entretenaient les craintes de la cour qui, sans cette attitude, n'aurait pas manqué de porter le dernier coup à la liberté de ces provinces, tant de fois menacée dans les dernières années du règne précédent.

C'est néanmoins à toutes ces époques que *furent rendues les lois regardées comme fondamentales* par les jurisconsultes, et qui forment nos codes et notre constitution actuelle. Serait-il possible d'espérer qu'en les rapprochant et les distribuant, de quelque manière que ce soit, on pût offrir à la nation l'expression claire, simple et précise des lois politiques d'une monarchie modérée? Non, sans doute. La commission n'en a pas conçu l'espérance; elle ne croit pas même qu'elle puisse jamais naître dans l'esprit d'un Espagnol sensé. Cependant, bien convaincue de l'importance de sa mission, de l'opinion générale de la nation, de l'intérêt commun des peuples, elle a cherché moins à se pénétrer du texte de ces lois, que de l'esprit et de l'intention du législateur; et, laissant de côté celles qui, dans les derniers temps, avaient étendu l'esclavage et la dégradation sur toutes les provinces, elle n'a eu égard qu'à celles qui étaient encore en vigueur dans quelques-unes, et à celles qui avaient été dans toutes, et dans des temps plus heureux, l'égide de la religion, de la liberté, de la félicité et du bien-être des Espagnols. C'est de la doctrine de ces lois protectrices qu'elle a extrait, pour ainsi dire, les principes immuables de la saine politique, *et le projet* de constitution, *monument antique* et national dans sa substance, où il n'y a rien de nouveau que la méthode *et l'ordre de sa disposition* (1).

---

(1) Un *projet* de constitution qui, tout projet qu'il est, est un *monument antique!* Qu'on a d'esprit quand on est Cortès!..... Ce rapport est suivi d'une analyse succincte des principales dispositions de l'acte constitutionnel, dûment et amplement assaisonnée de belles promesses sur le succès; mais, comme disait il y a quelques jours M. Devaux, à la Chambre des Députés : « Le préambule « de la Constitution de l'an 8, de Bonaparte, contenait aussi de « belles promesses de liberté : et Dieu sait comme elles furent ac- « complies! » Dieu sait comment s'accompliront celles de la Constitution *politique de la monarchie* espagnole!

CONSTITUTION
POLITIQUE
DE LA MONARCHIE (1)
ESPAGNOLE,

PROMULGUÉE A CADIX LE 19 MARS 1812, ET ACCEPTÉE PAR LE ROI LE 8 MARS 1820.

DON FERDINAND VII, par la grâce de Dieu et la constitution de la monarchie espagnole, roi des Espagnes, et, en son absence et pendant sa captivité, la régence du royaume nommée par les cortès généraux et extraordi-

---

(1) *Constitution politique de la* MONARCHIE... Sans nous arrêter à demander si on peut dire, sans pléonasme, *constitution politique d'une monarchie*, comme on dit *constitution politique d'un pays*, nous voudrions savoir ce que c'est qu'une MONARCHIE, ou *gouvernement d'un Etat par un seul chef* (selon le Dict. de l'Acad.), dans laquelle le prétendu monarque est soumis à deux ou trois cents rois, dits Cortès, lesquels ne sont soumis à personne, que le monarque ne peut convoquer ni dissoudre, et aux décrets desquels il ne peut opposer qu'un *veto suspensif* de deux ans. Quel puissant monarque!

naires, à tous ceux qui les présentes verront et entendront, savoir faisons que les cortès ont décrété et sanctionné la constitution politique de la monarchie espagnole comme il suit :

Au nom de Dieu tout-puissant, Père, Fils, et Saint-Esprit, créateur et législateur suprême de la société humaine (1),

Les cortès généraux et extraordinaires de la nation espagnole, convaincus, après l'examen le plus attentif et la plus mûre délibération, que les anciennes lois de cette monarchie, accompagnées des changemens et des mesures convenables pour en assurer l'exécution d'une manière permanente, peuvent bien et dûment remplir le grand objet de favoriser la gloire, la prospérité et le bien de la nation, décrètent la constitution suivante pour le gouvernement et l'administration de l'Etat.

TITRE PREMIER.

De la Nation espagnole et des Espagnols.

CHAPITRE PREMIER.

De la Nation espagnole.

Art. Ier. La nation espagnole est la réunion de tous les Espagnols des deux hémisphères.

2. La nation espagnole est libre et indépendante ; elle

---

(1) On voit par cette invocation à Dieu, que les libéraux d'Espagne n'étaient pas encore à la hauteur des nôtres, qui ont banni la Divinité de notre législation ; mais on dit qu'ils ont fait de grands progrès depuis 1812. On le verra peut-être trop tôt !

n'est ni ne peut être le patrimoine d'aucune personne ni d'aucune famille.

3. La souveraineté réside essentiellement dans la nation (1), à laquelle appartient le droit exclusif de se donner des lois fondamentales.

4. La nation est obligée de conserver et de protéger par des lois sages la liberté civile, la propriété et autres droits légitimes des individus qui la composent.

CHAPITRE II.

Des Espagnols.

5. Sont reconnus Espagnols :

1°. Tous les hommes nés libres et domiciliés dans les Espagnes, ainsi que leurs enfans ;

2°. Les étrangers qui auront obtenu des lettres de naturalisation ;

3° Ceux qui, sans avoir obtenu lesdites lettres, prouveront légalement dix ans de domicile dans une ville de la monarchie ;

4° Les esclaves, du moment qu'ils obtiennent leur liberté dans les domaines espagnols.

6. L'amour de la patrie est une des principales obligations des Espagnols (2) ; ils doivent aussi être justes et bienfaisans.

---

(1) Nous ne répéterons point ici sur ce dogme de la *souveraineté du peuple*, ce que nous avons dit plus haut ; mais, au sujet de ces *lois fondamentales*, ne dirait-on pas que la monarchie espagnole est encore *à fonder*, après tant de siècles d'existence ! C'est comme chez nous ! tant de gens croient que la France ne date que de 1789 !

(2) *L'amour de la patrie, etc.* Voilà un article qu'on n'attendait

7. Tout Espagnol est obligé particulièrement d'être fidèle à la constitution, aux lois et aux autorités établies.

8. Tous les Espagnols sans distinction de classe, sont également obligés de contribuer, selon leurs moyens, aux dépenses de l'Etat.

9. Enfin, ils sont obligés de prendre les armes pour la défense de la patrie, lorsqu'ils sont appelés par la loi.

TITRE II.

Du Territoire des Espagnes, de la Religion, du Gouvernement, et des Citoyens espagnols.

CHAPITRE PREMIER.

Du territoire espagnol.

10. Le territoire espagnol comprend dans la Péninsule, avec les possessions et les îles adjacentes, l'Aragon, les Asturies, la Vieille et la Nouvelle Castille, la Catalogne, Cordoue, l'Estramadure, la Galice, Grenade, Jaën, Léon, Molina, Murcie, la Navarre, les Provinces Basques, Séville et Valence, les îles Baléares et les Canaries, avec les autres possessions en Afrique; dans l'Amérique septentrionale, la Nouvelle Espagne, y compris la Nouvelle Ga-

---

guère au chapitre intitulé : *des Espagnols*. Quoi ! pour avoir la qualité et jouir des droits de *citoyen espagnol*, il faudra aimer sa patrie, être juste et bienfaisant! *o bene trovato!* Mais que seront, en Espagne, ceux qui n'auraient pas ces nobles vertus! Seront-ils réputés *Chinois*, *Topinamboux*, ou *Algonkins*?

lice et la péninsule de Yucatan, Guatimala, les provinces intérieures de l'est et de l'ouest, l'île de Cuba avec les deux Florides, la partie espagnole de l'île de Saint Domingue, et l'île de Porto Ricco avec les autres îles adjacentes à celles-là et au continent dans les deux mers; dans l'Amérique méridionale, la nouvelle Grenade, Venezuela, le Pérou, le Chili, les provinces de la Plata, et toutes les îles adjacentes dans la mer Pacifique et la mer Atlantique; dans l'Asie, les îles Philippines et celles qui dépendent du même gouvernement.

11. Dès que les circonstances politiques le permettront, une division plus convenable du territoire sera fixée par une loi constitutionnelle.

CHAPITRE II.

De la Religion.

12. La religion catholique, apostolique et romaine, la seule qui soit véritable, est et sera toujours la religion de la nation espagnole (1). La nation la protége par des règlemens justes, et prohibe l'exercice de toute autre.

---

(1) *La religion catholique, apostolique et romaine, la seule qui soit véritable, est et sera toujours*, etc. Oh! voilà un article qui va allumer la guerre entre nos libéraux et les libéraux espagnols: quoi! messieurs les Espagnols, vous damnez ainsi, de pleine autorité, nos honorables députés Benjamin-Constant, le Voyer-d'Argenson et mille et mille autres chrétiens de cette force qui n'ont pas le bonheur d'être *catholiques romains!* S'ils s'avisaient d'aller fraterniser de Paris à Madrid, vous en feriez donc un AUTO-DA-FÉ dans le cas où ils voudraient exercer *leur culte?* Quelle hérésie illibérale! hâtez-vous de supprimer cet article, si déjà fait n'a été! D'ailleurs, comment l'exécuteriez-vous sans des *inquisiteurs* ou

CHAPITRE III.

Du Gouvernement.

13. L'objet du gouvernement est le bonheur de la nation, puisque le but de toute société politique n'est autre que la félicité des individus qui la composent.

14. Le gouvernement de la nation espagnole est une monarchie tempérée héréditaire (1).

15. Le pouvoir de faire les lois réside dans les cortès avec le roi (2).

16. Dans le roi, réside le pouvoir de les faire exécuter.

17. Les tribunaux établis par la loi, ont seuls le pou-

---

gens chargés de *s'enquérir* si l'on n'exerce pas quelqu'autre religion que la vôtre; car *inquisiteurs*, *inspecteurs*, *surveillans*, *agens d'exécution*, *mouchards*, c'est tout un!

Il y a d'ailleurs une hérésie politique encore plus forte dans cet article : comment osez-vous dire que telle ou telle loi *sera toujours?* Vous enchaînez donc à tout jamais la puissance et la volonté de ce peuple que vous venez de proclamer *souverain!* Cette disposition rappelle un article de l'*acte additionnel aux constitutions de l'empire* des cent jours, article que tant de gens ont juré, et qui prononçait à tout jamais le bannissement des Bourbons, même quand l'inextinguible dynastie des Napoléons viendrait à s'éteindre! Et voilà comme ils sont conséquens en tous pays, ces grands apôtres de *la souveraineté du peuple!*

(1) *Une monarchie héréditaire!* Comment concilier cette monarchie héréditaire avec l'article 1er. n. 2. qui dit que la nation espagnole n'est le *patrimoine* d'aucune famille? Quel sera donc l'*héritage* ou patrimoine que vos rois recevront de leurs pères, si ce n'est la monarchie? remarquez d'ailleurs cette lumineuse idée : une nation qui n'est point un patrimoine!

(2) *Avec le Roi*.... et même sans le Roi, comme on va le voir bientôt. La division des trois pouvoirs n'est que pour la forme.

voir d'appliquer les lois dans les causes civiles et criminelles.

CHAPITRE IV.

Des citoyens Espagnols.

18. Les Espagnols nés de père et de mère espagnols dans les domaines de la nation des deux hémisphères, et domiciliés dans quelque lieu de la monarchie espagnole, sont reconnus citoyens.

19. Les étrangers jouissant déjà des droits d'Espagnols, et qui auront obtenu des cortès des lettres spéciales de citoyen, sont aussi citoyens.

20. Pour obtenir des cortès lesdites lettres, il faut qu'un étranger soit marié à une Espagnole, et qu'il ait introduit ou établi dans les Espagnes une invention, ou une industrie utile et majeure, ou qu'il y ait acquis des biens-fonds, pour lesquels il paie une contribution directe, ou qu'il soit commerçant avec un capital à lui appartenant, et jugé suffisant par les cortès, ou qu'il ait rendu des services importans à la monarchie.

21. Les fils légitimes des étrangers domiciliés dans les Espagnes, nés dans les domaines espagnols, qui n'en seront jamais sortis sans permission, et qui, ayant vingt-un ans, exercent dans une ville, bourg ou village, une profession, un emploi, ou une industrie utile, sont aussi reconnus citoyens.

22. Les Espagnols qui, du côté de leur père ou de leur mère, sont originaires d'Afrique, pourront mériter et obtenir le titre de citoyen qui sera accordé par les cortès à ceux d'entre eux qui auront rendu des services éminens à la patrie, ou qui se seront distingués par leurs talens, leur

application et leur bonne conduite, pourvu qu'ils soient fils légitimes de pères libres, qu'ils soient mariés à une femme libre, et domiciliés dans les domaines espagnols, et qu'ils y exercent une profession, un emploi, ou quelque genre d'industrie utile, avec une fortune personnelle.

23. Le droit de voter et d'être élu aux charges municipales, dans les cas prévus par la loi, n'appartient qu'aux citoyens.

24. La qualité de citoyen espagnol cesse :

1°. Par le fait de naturalisation en pays étranger;

2°. Par l'acceptation d'un emploi dans un autre gouvernement;

3°. Par la condamnation à des peines afflictives ou infamantes, jusqu'à la réhabilitation;

4°. Par cinq années de résidence consécutives hors du territoire espagnol, sans commission ou permission du gouvernement.

25. L'exercice des droits de citoyen est suspendu,

1°. Par l'interdiction judiciaire pour cause d'incapacité physique ou morale;

2°. Par l'état de faillite ou de débiteur de deniers publics;

3°. Par l'état de domesticité.

4°. Par le défaut d'occupation ou d'emploi ou de moyens d'existence avérés.

5°. Par une procédure criminelle;

6°. A compter de 1830, nul citoyen ne sera capable d'exercer les droits de citoyen (1), s'il ne sait lire et écrire.

---

(1) *Ne sera capable d'exercer ses droits de citoyen...* Quoi! quelle que soit d'ailleurs sa fortune, si un homme n'a pu apprendre à lire, il

26. Les droits de citoyen ne peuvent se perdre ou être suspendus que pour les causes énoncées dans les deux articles ci-dessus, et non pour autres motifs.

TITRE III.

Des Cortès.

CHAPITRE PREMIER.

Du mode de formation des Cortès.

27. Les cortès sont la réunion de tous les députés (1) qui représentent la nation : ils sont nommés par les citoyens dans la forme dont il sera parlé plus bas.

28. Les deux hémisphères suivent la même règle pour la représentation nationale.

29. Cette base est la population formée des naturels du pays, nés de père et de mère espagnols, et de ceux qui ont obtenu des cortès des lettres de citoyen, ou qui sont compris dans l'art. 21.

30. Le dernier recensement de 1797 servira provisoirement pour les états de population, dans les domaines espagnols d'Europe, jusqu'à ce qu'on puisse procéder à un

---

ne sera plus citoyen espagnol? Qu'entendez-vous d'ailleurs par les droits de citoyen? Est-ce ce que nous appelons en France les *droits civils?* S'il en était ainsi, un homme ne pourrait ni se marier, ni tester, ni hériter, etc., parce qu'il ne saurait pas lire? et que deviennent les *droits de l'homme*, si vous en retranchez les *droits du citoyen!* Cela est copié sur la constitution de l'an 3.

(1) *De tous les députés....* Et s'il en manquait un ou deux, l'assemblée ne serait donc pas *les Cortès ?*

nouveau dénombrement; pour les domaines d'outre-mer, les rapports seront dressés sur les recensemens les plus authentiques parmi les plus récens, jusqu'à ce qu'il puisse être procédé à un nouveau.

31. Chaque population de 70,000 âmes, formée ainsi qu'il a été dit à l'art. 29, enverra un député aux cortès.

32. Si la distribution de la population dans les différentes provinces, donne, dans quelques-unes, un excédant de plus de 35,000 âmes, cet excédant fournira un député, comme si le nombre de 70,000 était complet; mais si le surplus de la population n'excède pas 35,000 âmes, il n'en sera pas tenu compte.

33. Si la population de quelque province, sans être de 70,00 âmes, n'est pas au-dessous de 60,000, elle fournira pourtant un député; mais, si la population est inférieure à 60,000 âmes, elle complétera avec la province voisine le nombre requis de 70,000. L'île de Saint-Domingue, qui nommera un député, quelle que soit la force de sa population, est exceptée de cette règle.

CHAPITRE II.

De la nomination des Députés aux Cortès.

34. Des assemblées électorales de paroisse, d'arrondissement et de province, seront tenues pour la nomination des députés aux cortès.

CHAPITRE III.

Des Assemblées électorales de Paroisse.

35. Les citoyens domiciliés et résidant sur chaque pa-

roisse, compris les ecclésiastiques séculiers, composent les assemblées électorales de paroisse.

36. Dans la Péninsule, les îles et possessions adjacentes, ces assemblées auront toujours lieu le premier dimanche d'octobre de l'année qui précédera la réunion des cortès.

37. Dans les provinces d'outre-mer, elles auront lieu le premier dimanche de décembre, quinze mois avant la tenue des cortès, d'après la convocation préalable des autorités locales, tant pour les assemblées paroissiales d'outre-mer, que pour celles de la Péninsule et les lieux adjacens.

38. Un électeur de paroisse sera nommé sur deux cents habitans.

39. Si le nombre des habitans de la paroisse excède trois cents, sans s'élever à quatre cents, il sera nommé deux électeurs : s'il excède cinq cents, sans monter à six cents, il en sera nommé trois, et ainsi dans cette proportion.

40. Les paroisses dont la population ne s'élève pas à deux cents habitans, sans être moindre de cent cinquante, nommeront un électeur; et celles qui ne réuniront pas ce nombre, se joindront à une paroisse voisine pour nommer collectivement le nombre d'électeurs basé sur la population.

41. L'assemblée paroissiale nommera, à la pluralité des voix, onze commissaires chargés d'élire l'électeur de la paroisse.

42. Si l'assemblée paroissiale a deux électeurs de paroisse à nommer, elle choisira vingt-un commissaires; si elle a trois électeurs à nommer, elle élira trente-un commissaires : en aucun cas, ce nombre de trente-un ne sera dépassé, afin d'éviter la confusion.

43. Pour la commodité des petites populations, il est

arrêté que les paroisses de vingt habitans nommeront un commissaire; celles de trente à quarante en nommeront deux; celles de cinquante à soixante, trois; et ainsi de suite. Celles qui auront moins de vingt habitans se réuniront aux paroisses voisines pour cette élection.

44. Les commissaires des petites paroisses ainsi élus, se réuniront dans le bourg ou village le plus convenable, au nombre de onze, ou de neuf au moins, pour nommer un électeur de paroisse; au nombre de vingt-un ou de dix-sept au moins, pour en nommer deux; au nombre de trente-un ou de vingt-cinq, pour en nommer trois, ou un plus grand nombre, selon la population.

45. Pour être électeur de paroisse, il faut être citoyen, âgé de vingt-cinq ans accomplis, domicilié et résidant dans le ressort de la paroisse.

46. Les assemblées des paroisses seront présidées par le chef politique ou l'alcade de la ville, bourg ou village où elles tiendront leurs séances : il sera assisté d'un curé, pour donner plus de solennité à cet acte civil; dans les villes où, en raison du nombre des paroisses, il y aura deux ou plusieurs assemblées paroissiales, l'une sera présidée par le chef politique ou l'alcade, l'autre par le second alcade, et les autres par les régidors désignés par le sort.

47. A l'heure de la réunion des assemblées qui se tiendront dans les hôtels de ville ou dans les lieux accoutumés, tous les votans se rendront, avec leur président, à l'église de la paroisse où il sera célébré une messe solennelle du Saint-Esprit par le curé, qui prononcera un discours relatif à la circonstance.

48 Après la messe, on retournera au lieu d'où on était parti, et l'assemblée commencera, les portes ouvertes, par

la nomination de deux scrutateurs et d'un secrétaire, choisis parmi les citoyens présens.

49. Alors, le président demandera si quelque citoyen a des plaintes à porter pour séduction ou subornation pratiquées à l'effet d'influencer les suffrages de l'assemblée; s'il en existe, le plaignant fournira valablement ses preuves séance tenante. Si l'accusation est fondée, les coupables seront privés de leur voix active et passive; dans le cas contraire, le calomniateur subira la même peine; et, dans les deux cas, la décision de l'assemblée sera sans appel.

50. S'il s'élève des doutes sur les qualités civiles de quelqu'un des votans, la question sera décidée par l'assemblée même, séance tenante, et sa décision exécutée sans appel pour cette fois, et seulement pour l'objet dont il s'agit.

51. Immédiatement après, il sera procédé à la nomination des commissaires, par des bulletins dans lesquels chaque citoyen désignera un nombre de personnes égal au nombre de compromissaires à nommer; à cet effet, chacun des votans s'approchera du bureau où se trouvent le président, les scrutateurs et le secrétaire, et écrira les noms devant le votant. Dans cette élection, ainsi que dans toute autre, nul ne pourra porter son nom sur les listes de nomination, sans renoncer à son droit de suffrage.

52. Les voix étant recueillies, les listes seront reconnues par le président, les scrutateurs et le secrétaire; et celui-ci proclamera à haute voix les noms des citoyens élus commissaires à la majorité des suffrages.

53. Les commissaires nommés se réuniront dans un lieu séparé, avant la fin de la séance, et, après avoir conféré entre eux, procéderont à la nomination de l'électeur

ou des électeurs de la paroisse : pour être nommé, il faudra plus de la moitié des suffrages. Les électeurs ainsi nommés seront proclamés dans l'assemblée avant la levée de la séance.

54. Le secrétaire dressera le procès-verbal de leur nomination, l'acte en sera signé de lui, du président et des commissaires, et la copie, revêtue des mêmes signatures, en sera délivrée à chacun des élus, afin qu'ils puissent justifier de leur nomination.

55. Nul citoyen ne pourra, sous aucun motif, refuser ces fonctions.

56. Aucune personne ne sera admise en armes dans l'assemblée paroissiale.

57. Aussitôt que la nomination des électeurs sera terminée, la séance sera levée. Sont déclarés nuls tous les autres actes dont l'assemblée pourrait s'occuper.

58. Après la séance, les membres de l'assemblée se transporteront à l'église paroissiale, où il sera chanté un *Te Deum* solennel : les électeurs prendront place entre le président, les scrutateurs et le secrétaire.

CHAPITRE IV.

Des Assemblées électorales d'arrondissement.

59. Les assemblées électorales d'arrondissement seront composées des électeurs de paroisse réunis au chef-lieu à l'effet de nommer les électeurs qui devront se rendre dans la capitale de la province pour élire les députés aux cortès.

60. Ces assemblées auront toujours lieu dans la Péninsule, les îles et possessions adjacentes, le premier diman-

che de novembre de l'année qui précédera l'époque de la tenue des cortès.

61. Dans les provinces d'outre-mer, elles se tiendront le premier dimanche de janvier, un mois après les assemblées paroissiales.

62. On suivra les règles suivantes pour connaître les électeurs que chaque arrondissement devra fournir.

63. Le nombre des électeurs d'arrondissement sera, relativement au nombre des députés à élire, dans la proportion de un à trois.

64. Si le nombre des arrondissemens de la province est plus grand que celui des électeurs requis par l'art. précédent pour la nomination du nombre relatif de députés; il sera cependant nommé un électeur pour chaque arrondissement.

65. Si le nombre des arrondissemens est inférieur à celui des électeurs à nommer, chaque arrondissement en nommera un, ou deux, ou plus, jusqu'à ce que le nombre requis se trouve complet; et même dans le cas où il manquerait un électeur, il sera nommé par l'arrondissement le plus populeux; s'il en manque deux, le second sera nommé par l'arrondissement qui tient le second rang par sa population, et ainsi de suite.

66. Pour ce qui est établi par les art. 31, 32 et 33, et par les trois art. précédens, le dénombrement fixe le nombre de députés que fournira chaque province, et le nombre d'électeurs que nommera chaque arrondissement.

67. Le chef politique, ou le premier alcade du chef-lieu de l'arrondissement, devant lequel se présenteront les électeurs de paroisse avec leurs lettres de nomination, pour que leurs noms soient enregistrés sur le livre des

actes de l'assemblée, présideront aux assemblées électorales d'arrondissement.

68. Au jour indiqué, les électeurs de paroisse se réuniront, ayant à leur tête le président, dans une salle de l'hôtel de ville, les portes ouvertes, et il sera procédé tout de suite à la nomination d'un secrétaire et de deux scrutateurs pris parmi les électeurs.

69. Les électeurs présenteront leurs lettres d'élection pour être vérifiées par le secrétaire et les scrutateurs, qui déclareront le lendemain si elles sont en règle ou non. Les déclarations du secrétaire et des scrutateurs à cet égard seront vérifiées par une commission de trois membres de l'assemblée nommés à cet effet, pour en être rendu compte dans la séance suivante.

70. Dans cette séance, il sera fait lecture aux électeurs de paroisse assemblés, des informations faites sur les déclarations du secrétaire et des scrutateurs, et s'il se trouve quelque objection sur la nature des lettres d'élection, ou sur la personne d'un électeur, par défaut de quelque qualité requise, l'assemblée délibérera dans la séance, et jugera définitivement et sans appel.

71. Après cette opération, les électeurs de paroisse se transporteront avec le président à l'église principale du lieu; et il y sera célébré une messe solennelle du Saint-Esprit, par l'ecclésiastique le plus éminent en dignité : il prononcera un discours relatif à la circonstance.

72. Cet acte religieux terminé, les électeurs reviendront au lieu de l'assemblée, où ils prendront place sans aucune préséance; le secrétaire lira ensuite ce chapitre de la constitution, et le président adressera à l'assemblée la

même interpellation dont il est question à l'art. 49 : son contenu sera observé en entier.

73. Immédiatement après, on procédera à la nomination des électeurs d'arrondissement, par scrutin secret, et un à un, au moyen de billets où sera écrit le nom de la personne choisie par chaque votant.

74. Le scrutin rempli, le président, le secrétaire et les scrutateurs procéderont au dépouillement; et ceux qui auront réuni la moitié des suffrages, plus un, seront successivement proclamés par le président. Si aucun des candidats ne réunit la majorité absolue des voix, les deux qui en auront réuni le plus grand nombre, seront l'objet d'un second scrutin, et celui qui obtiendra la pluralité des suffrages sera proclamé. Si il y a partage dans les suffrages, le sort en décidera.

75. Pour être électeur d'arrondissement, il faut être citoyen, exercer ses droits, avoir vingt-cinq ans accomplis, être domicilié et résider dans l'arrondissement; les laïques et les ecclésiastiques séculiers qui réunissent les qualités ci-dessus, soit qu'ils fassent ou non partie de l'assemblée, sont aptes à être élus.

76. Le secrétaire dressera le procès-verbal de la séance; il le signera ainsi que le président et les scrutateurs, et en remettra copie également signée aux personnes élues, pour certifier leur nomination. Le président en adressera une seconde copie signée par lui et le secrétaire, au président de l'assemblée de la province, et les élections seront rendues publiques par la voie des journaux.

77. Ce qui a été réglé pour les assemblées électorales de paroisse dans les art. 55, 56, 57, 58, s'applique aux assemblées électorales d'arrondissement.

CHAPITRE V.

Des Assemblées électorales de province.

78. Les électeurs de tous les arrondissemens forment les assemblées électorales de province ; ils se réunissent dans la capitale, pour nommer le nombre de députés qui doivent assister aux cortès comme représentans de la nation.

79. Ces assemblées ont lieu, dans la Péninsule et les îles adjacentes, le premier dimanche de décembre de l'année qui précède la réunion des cortès.

80. Dans les provinces d'outre-mer, elles ont lieu le second dimanche de mars de la même année dans laquelle se seront tenues les assemblées d'arrondissement.

81. Les assemblées provinciales seront présidées par le chef politique de la capitale de la province ; les électeurs devront se présenter devant lui avec leurs titres d'élection, pour que leurs noms soient incrits sur le registre des actes de l'assemblée.

82. Au jour indiqué, les électeurs d'arrondissement se réuniront avec le président dans une salle de l'hôtel de ville, ou dans tout autre édifice convenable pour un acte aussi solennel ; et là, les portes ouvertes, on procédera à la nomination d'un secrétaire et de deux scrutateurs pris parmi les électeurs à la pluralité des suffrages.

83. Si une province n'a droit qu'à la nomination d'un député, elle devra fournir pour cette nomination au moins cinq électeurs ; ce nombre sera distribué entre les arrondissemens composant la province, ou bien on établira le nombre des arrondissemens relativement à ce nombre.

84. Lecture sera faite des quatre chapitres de la constitution traitant des élections, ensuite des procès verbaux de nomination arrêtés au chef-lieu de chaque arrondissement, et adressés par les présidens respectifs. Les électeurs présenteront aussi leurs lettres d'élection, pour être examinées par le secrétaire et les scrutateurs qui seront tenus de faire un rapport dans la séance suivante. Les déclarations du secrétaire et des scrutateurs seront soumises à la vérification d'une commission de trois membres choisis à cet effet dans l'assemblée, et chargés de faire aussi leur rapport dans la séance du lendemain.

85. Cette séance s'ouvrira par la lecture du rapport sur les lettres d'élection ; et s'il y a quelque difficulté sur lesdites lettres ou sur la personne des électeurs, par défaut de quelqu'une des qualités requises, l'assemblée jugera la question, séance tenante, et sa décision sera définitive.

86. Les électeurs d'arrondissement se rendront ensuite, avec leur président, à la cathédrale ou à la principale église du lieu ; il y sera chanté une messe solennelle du Saint-Esprit, et l'évêque, ou à son défaut l'ecclésiastique le plus élevé en dignité, prononcera un discours relatif aux circonstances.

87. Les électeurs retourneront après la messe, au lieu de l'assemblée, où ils prendront place sans aucune préséance ; et là, les portes ouvertes, le président procédera d'abord comme il est dit à l'article 49, qui sera observé en entier.

88. Ensuite, il sera procédé par les électeurs présens, à la nomination des députés de la province : il n'en sera nommé qu'un seul à la fois. A cet effet, les électeurs s'approcheront du bureau où siégent le président, les scrutateurs

et le secrétaire, et celui-ci écrira sur une liste, devant chaque électeur, le nom de la personne pour laquelle chacun votera : le secrétaire et les scrutateurs voteront les premiers.

89. Le scrutin étant rempli, le président, le secrétaire et les scrutateurs procéderont au dépouillement ; ceux qui auront réuni la moitié des suffrages plus un, seront élus. Si personne n'obtient la pluralité absolue des voix, les deux citoyens qui en auront obtenu un plus grand nombre concourront à un second scrutin, et le choix sera déterminé par la pluralité des suffrages. Si les voix sont partagées, le sort en décidera. A chaque élection, le nom du député nommé sera proclamé à haute voix par le président.

90. La nomination des députés étant terminée, il sera procédé à celle des suppléans, avec les mêmes formalités que ci-dessus : le nombre des suppléans dans chaque province sera égal au tiers de celui des députés. Les provinces qui n'auraient qu'un ou deux députés à nommer, nommeront néanmoins un suppléant. Les suppléans seront appelés aux cortès, toutes les fois qu'il manquera un député, soit pour cause de mort, soit pour cause d'impossibilité reconnue par les cortès, à quelque époque que ce soit après l'élection.

91. Pour être nommé député aux cortès, il faut avoir vingt-cinq ans accomplis, être né dans la province, ou y résider depuis sept ans au moins, jouir du titre de citoyen et en exercer les droits. Les laïques et les ecclésiastiques réunissant ces qualités, soit qu'ils fassent ou non partie de l'assemblée, sont éligibles.

92. Il faut encore, pour être élu député aux cortès, avoir

un revenu annuel et suffisant, provenant de biens personnels.

93. L'exécution de cet article demeure sans effet, jusqu'à ce que les cortès, dans leurs prochaines réunions, déclarent que le temps est arrivé de lui donner son entier effet: elles statueront alors sur la quotité du revenu et la nature des biens d'où il doit provenir ; et ce qui sera réglé à cette époque sera constitutionnel, comme s'il faisait partie de cette constitution.

94. Si la même personne est élue par la province où elle est née, et par la province où elle réside, son élection ne comptera que pour cette dernière province, et l'autre enverra un suppléant.

95. Les ministres, les conseillers d'Etat et les employés de la maison du roi, ne pourront être élus députés.

96. Les étrangers ne pourront être élus, lors même qu'ils auraient obtenu des cortès des lettres de citoyen.

97. Aucun fonctionnaire public à la nomination du gouvernement, ne pourra être élu par la province où il exerce son emploi.

98. Le secrétaire de l'assemblée rédigera les actes d'élection ; ils seront signés par lui, le président et tous les électeurs.

99. Les électeurs signeront ensuite, sans pouvoir s'en dispenser sous nul prétexte, en faveur de tous et chacun des députés, des pleins-pouvoirs rédigés ainsi qu'il suit ; et il en sera remis une expédition à chaque député en particulier, pour lui servir de lettre de créance auprès des cortès.

100. Ces pouvoirs seront conçus en ces termes :

« Dans la ville de.... le.... du mois de.... l'an...., et

« dans une salle de...., Messieurs le président et les élec-
« teurs composant l'assemblée életorale de la province
« de.... (désigner individuellement les noms du président
« et des électeurs d'arrondissement, composant l'assem-
« blée électorale de la province), ont déclaré par de-
« vant moi, notaire soussigné, et en présence des témoins
« appelés à cet effet, qu'ayant été procédé, conformément
« à la constitution politique de la monarchie espagnole, à
« la nomination des électeurs de paroisse et d'arrondisse-
« ment avec toutes les solennités prescrites par ladite cons-
« titution; comme il résulte des pièces originales, et que
« lesdits électeurs d'arrondissement de la province de....
« s'étant réunis le.... du mois de.... de la présente année,
« ils avaient fait la nomination du nombre déterminé de
« députés qui doit représenter la province aux cortès; que
« les députés nommés à cet effet sont messieurs N. N. N.
« comme il résulte de la délibération signée par N. N.; et
« qu'en conséquence ils leur accordent collectivement et
« individuellement les pleins-pouvoirs nécessaires, pour
« qu'ils puissent remplir les fonctions augustes auxquelles
« ils sont appelés, et concourir, avec les députés des au-
« tres provinces, en qualité de représentans de la nation
« espagnole, à régler et statuer tout ce qu'ils jugeront con-
« forme au bien général, en usant des facultés à eux ac-
« cordées par la constitution, sans les excéder, et sans
« pouvoir, sous aucun prétexte, déroger à aucun article
« de ladite constitution, ni l'altérer ou modifier; et lesdits
« électeurs s'obligent pour eux, et au nom de tous les ha-
« bitans de la province, en vertu des pouvoirs dont ils
« sont revêtus, en qualité d'électeurs expressément nom-
« més, à tenir pour bon et valide, et à sanctionner par

« leur obéissance tout ce qui aura été fait et statué par « leurs députés aux cortès, conformément à la constitu- « tion politique de la monarchie espagnole. Ainsi fait et « passé en présence de N. N., témoins, qui ont signé avec « messieurs les électeurs. En foi de quoi j'ai signé à la « minute. »

101. Le président, les scrutateurs et le secrétaire adresseront aussitôt, à la députation permanente des cortès, une copie par eux signée de la délibération qui constate les nominations ; ils demeurent chargés également de faire imprimer le tableau des élections, et d'en transmettre un exemplaire à chaque ville, bourg ou village de la province.

102. Pour indemniser les députés, il leur sera payé par leurs provinces respectives, des honoraires ; la quotité en sera réglée par les cortès, la seconde année de chaque députation générale, pour la députation qui doit lui succéder ; il sera accordé en outre aux députés d'outre-mer la somme qui sera jugée nécessaire, d'après l'avis de chaque province, pour les dépenses de route, pour l'aller et pour le retour.

103. Les articles 55, 56, 57 et 58 sont applicables aux assemblées électorales de province, non compris ce qui est prescrit de plus par l'art. 328 (1).

---

(1) Cette loi des élections, qui devrait être reléguée dans les lois organiques, admet, sans exiger la jouissance d'aucune propriété, tous les citoyens à concourir aux nominations. Elle établit quatre degrés d'élection. *Electeurs* de paroisse, qui nommeront un *électeur* pour nommer les *électeurs* d'arrondissement, qui nommeront les *électeurs* de province, qui nommeront les *députés*. On voit que

CHAPITRE VI.

De la convocation des cortès.

104. Les cortès s'assembleront chaque année dans la ca-

---

c'est comme *Abraham*, qui engendra *Isaac*, qui engendra *Jacob*, qui engendra *Joseph*..... Mais toute cette généalogie finira peut-être par n'engendrer qu'un démon !

Ce n'est pas que nous blâmions les différens degrés d'élection; nous croyons même que c'est une fort bonne idée, une mesure vraiment constitutionnelle. Elle ne prive personne de concourir, sinon directement, au moins indirectement, à la nomination des députés; elle ne borne point à un petit nombre de privilégiés la qualité d'électeur : cette qualité appartient à tout citoyen, mais dans un degré plus ou moins élevé. Il eût peut-être été sage de baser ces degrés sur la quotité plus ou moins forte d'impôts payés par chacun : ce n'est que sur les bases de la propriété que peut s'établir l'ordre social. Un pays ne saurait être bien gouverné par ceux qui n'ont aucune propriété, ni par conséquent aucun intérêt à maintenir la tranquillité publique. Les propriétaires fonciers n'aiment point les tremblemens de terre. A bien peu d'exceptions près, l'on ne trouve d'hommes vraiment portés au maintien de lois que parmi ceux qui possèdent une propriété. La propriété donne l'aisance et procure les moyens de recevoir l'éducation et l'instruction nécessaires au maniement des affaires publiques. L'homme sans propriété a besoin d'un effort de vertu presque surhumaine pour s'intéresser à la conservation d'un ordre de choses qui ne lui conserve rien, et repousser des innovations qui lui offrent des espérances de fortune. Exempts eux-mêmes des taxes publiques, les hommes sans propriété laisseront charger d'impôts écrasans les commettans qu'ils représentent. C'est sous ce rapport que la loi des élections de la constitution espagnole est essentiellement défectueuse. Au lieu d'exiger un revenu fixe pour être admis aux différens degrés d'élection, elle en exige à peine pour être admis aux Cortès; elle annonce qu'il en faudra un par la suite, ; et laisse aux assemblées futures à en déterminer la

pitale du royaume, et dans un édifice destiné à cet objet(1).

105. S'ils jugent convenable de tenir leurs séances dans

---

quotité. C'est s'exposer à voir entrer provisoirement aux Cortès les plus violens démagogues, et peupler cette assemblée de recruteurs, de cardeurs de matelas, et autres fougueux orateurs d'assemblées populaires, comme ceux qui entrèrent à la Convention, sous les auspices des massacres de septembre 1792.

Une autre condition qui manque encore à la loi des élections d'Espagne, c'est l'influence que doit avoir le gouvernement sur les choix. On a souvent crié anathème contre cette influence; mais elle n'en est pas moins indispensable. Un gouvernement établi doit nécessairement travailler à se maintenir; or personne ne sait mieux que lui les besoins qu'il éprouve, les collaborateurs qui lui manquent. Dans tous les pays réputés libres, cette influence a été exercée, et pour peu que l'on connaisse l'organisation intérieure des républiques d'Athènes, de Sparte et de Rome, on ne peut en nier les avantages. Le sénat romain savait bien convoquer les assemblées par curies, par centuries ou par tribus, suivant la nécessité des conjonctures. Disons, en passant, que si les Cortès ont sagement imité les usages des Grecs et des Romains, en faisant précéder toutes leurs assemblées par *des prières et des invocations à l'Être Suprême*, ils ont agi avec imprévoyance en ne les imitant pas aussi dans la convocation de ces assemblées. Cette convocation était réservée aux magistrats.

L'influence du gouvernement est si désirable, qu'elle pourrait même parer aux inconvéniens d'une mauvaise loi d'élections. Si l'on en veut la preuve, qu'on prenne pour exemple le département de la Sarthe. Personne ne s'est avisé d'accuser le ministère d'avoir influencé les élections de 1818, qui donnèrent pour députés MM. Benjamin-Constant et La Fayette. Cependant l'absence de toute influence de leur part contribua puissamment à l'élection de ces deux députés qui, dit-on, ne réunirent pas plus de six cents voix sur quatorze cents électeurs que fournit ce département. Certes si le gouvernement eût exercé quelque influence sur la majorité des électeurs, les choix n'eussent probablement pas été les mêmes; mais une partie des électeurs, calomniés et découragés, ne vinrent point au chef-lieu; les autres, n'ayant point de ralliement fixe, partagè-

un autre lieu, ils pourront le faire, pourvu que ce ne soit pas à plus de douze lieues de la capitale, et que ce changement soit consenti par les deux tiers des députés présens.

106. Les sessions des cortès dureront chaque année trois mois consécutifs qui commenceront le premier mars.

107. Elles pourront être prolongées un mois de plus, à la rigueur, mais seulement dans deux cas : savoir, sur la demande du roi, et lorsque les deux tiers des députés aux cortès l'auront jugé nécessaire.

108. Les députés seront renouvelés en totalité tous les deux ans.

109. Si la guerre ou l'invasion d'une partie du territoire de la monarchie empêche les députés ou quelques-

---

rent leurs voix sur plusieurs candidats, et la minorité fit réellement la loi. C'est ce qui fait naître une question qu'il serait utile d'approfondir : celle de savoir s'il ne serait pas nécessaire, pour qu'un député représentât réellement un département, qu'il réunît non pas seulement la majorité des voix des électeurs présens à l'assemblée, mais la majorité du nombre total des électeurs de ce département. On a vu des départemens où le quart des électeurs a suffi pour élire des deputés qui auraient peut-être été refusés par les trois autres quarts, s'il y eût eu un *scrutin de rejet*, comme cela s'est pratiqué dans d'autres temps.

(1) Il n'y aura qu'une Chambre législative, et par conséquent aucune garantie pour la liberté publique, pour le trône, pour l'Etat, si l'erreur, la précipitation, l'enthousiasme, la violence arrachaient un décret à cette Chambre unique ; inconvénient grave, et qui ne pourrait se corriger que dans le cas où la fonction du Roi ne serait pas illusoire, comme on verra bientôt qu'elle ne saurait manquer de l'être.

uns des députés d'une ou de plusieurs provinces de se présenter à temps, ils seront suppléés par les membres sortant de la députation des provinces respectives, lesquels tireront au sort pour compléter le nombre de députés qui manqueront.

110. Les députés ne pourront être réélus qu'après deux années d'intervalle.

111. Aussitôt après leur arrivée dans la capitale, les députés se présenteront à la députation permanente des cortès, qui fera enregistrer à sa secrétairerie leur nom et celui de la province qui les a élus.

112. Chaque année où aura lieu le renouvellement des cortès, il sera tenu le 15 février, la première assemblée publique préparatoire; elle sera présidée par le président de la députation permanente : les secrétaires et les scrutateurs seront nommés par cette députation, parmi les membres restans dont elle se compose.

113. Dans cette séance les députés présenteront leurs pouvoirs, et il sera nommé à la pluralité des voix, deux commissions, une de cinq membres pour vérifier les pouvoirs de chaque député; et l'autre de trois membres pour vérifier les pouvoirs des membres de la première commission.

114. Le 20 du même mois de février, il sera tenu une seconde assemblée publique préparatoire, dans laquelle les deux commissions feront leur rapport sur la légalité des pouvoirs, d'après les procès-verbaux de délibération des assemblées électorales de province qui leur auront été communiqués.

115. Dans cette séance, et dans celles qui seraient nécessaires jusqu'au 25, seront jugées définitivement et à la

pluralité des voix, les objections élevées sur la légalité des pouvoirs et les titres des députés.

116. Le 20 février de l'année qui suit celle du renouvellement des députés, sera tenue la première assemblée préparatoire; et du 20 au 25 les autres séances nécessaires pour statuer de la manière, et dans la forme indiquée par les trois art. précédens, sur la légalité des pouvoirs des députés rentrans.

117. Le 25 février de chaque année, on tiendra la dernière assemblée préparatoire dans laquelle tous les députés prêteront le serment suivant, la main sur les saints évangiles : *D.* Jurez-vous de défendre et de conserver la religion catholique, apostolique et romaine, sans en admettre aucune autre dans le royaume? — *R.* Oui, je le jure. — *D.* Jurez-vous de maintenir et de faire observer religieusement la constitution politique de la monarchie espagnole, sanctionnée par les cortès généraux et extraordinaires de la nation en 1812? — *R.* Oui, je le jure. — *D.* Jurez-vous de vous conduire loyalement et fidèlement dans vos fonctions, et de n'avoir en vue que le bonheur et la prospérité de la nation qui vous les a confiées? — *R.* Oui, je le jure. — Si vous le faites, que Dieu vous récompense; sinon, qu'il vous en punisse

118. Il sera procédé ensuite, par la voix du scrutin secret, et à la majorité des suffrages, à la nomination d'un président, d'un vice-président et de quatre secrétaires, tous choisis parmi les membres de la députation; après toutes ces formalités, les cortès seront constitués, et la députation permanente cessera ses fonctions.

119. Il sera nommé, le même jour, une députation de vingt-deux membres, auxquels seront adjoints deux des

secrétaires ; elle sera chargée d'aller faire part au roi de la formation des cortès, et du nom du président, pour que sa majesté fasse connaître s'il lui plaît d'assister à l'ouverture des cortès, qui doit avoir lieu le premier mars.

120. Si le roi ne se trouve pas dans la capitale, cette communication lui sera faite par écrit, et le roi y répondra de même.

121. Le roi assistera en personne à l'ouverture des cortès, et, en cas d'empêchement de sa part, le président ouvrira la séance au jour marqué, sans qu'aucun motif puisse y apporter le moindre délai (1). Les mêmes formalités seront observées à la clôture des cortès.

122. Le roi entrera dans l'assemblée, sans escorte, accompagné seulement des personnes désignées par le cérémonial de l'entrée et de la sortie du roi, dans le règlement d'administration intérieure des cortès.

123. Le roi prononcera un discours dans lequel il proposera aux cortès ce qu'il croira convenable, et le président lui répondra en termes généraux. Si le roi n'assiste pas à l'ouverture des cortès, il adressera son discours au président qui en fera la lecture.

124. Les cortès ne peuvent délibérer en présence du roi.

125. Lorsque les ministres auront une proposition à faire aux cortès au nom du roi, ils assisteront aux débats, de la manière déterminée par les cortès; ils pourront y

---

(1) On voit que l'assemblée souveraine des représentans du peuple souverain ne fait pas de *cérémonie*, et met fort peu d'importance à la présence d'un monarque qui, en effet, ne serait là que le chevalier de la *triste figure*.

obtenir la parole; mais ils ne pourront être présens aux délibérations.

126. Les séances des cortès seront publiques, excepté dans les cas qui peuvent exiger le secret (1).

127. Pour les discussions qui auront lieu dans les cortès, et pour leur administration et leur ordre intérieur, on se conformera au règlement établi à ce sujet par les cortès généraux et extraordinaires, sauf les modifications jugées nécessaires par la suite.

128. Les députés seront inviolables, et, dans aucun cas ni dans aucun temps, ils ne pourront être recherchés par aucune autorité pour cause d'opinion (2); ils ne pourront être poursuivis criminellement que pardevant le tribunal des cortès, de la manière, et dans les formes prescrites par le règlement de leur administration intérieure; ils ne pourront non plus être poursuivis civilement, ni exécutés pour dettes, pendant toute la durée de leur session aux cortès, et un mois après.

129. Depuis leur nomination constatée à la députation permanente des cortès, jusqu'à leur sortie, les députés ne pourront accepter pour eux, ni solliciter pour autrui aucun emploi à la nomination du roi, ni aucun

---

(1) Cela est trop vague : quelles sont ces sortes d'affaires, et qui en jugera? Autant dire que les séances seront publiques toutes les fois qu'elles ne seront pas secrètes.

(2) C'est aussi la garantie que s'étaient réservée nos premiers *constituans ;* mais ils ne savaient pas encore que, sous *le règne de la liberté*, les opinions d'un parti sont des crimes aux yeux de l'autre. Deux ans plus tard, les Barnave, les Fréteau, les d'Esprémesnil et tant d'autres de nos premiers régénérateurs l'apprirent aux dépens de tout leur sang!

avancement, à moins qu'il ne soit dans l'ordre naturel de leur carrière respective.

130. Il leur est défendu aussi, pendant le temps de leur députation, et un an après le dernier acte de leurs fonctions, d'obtenir pour eux, et de solliciter pour autrui, aucune pension ou décoration quelconque à la disposition du roi (1).

CHAPITRE VII.

Des attributions des Cortès.

131. Les attributions des cortès consistent :

1°. A proposer et à décréter les lois, à les interpréter et à y déroger quand il est besoin (2).

2°. A recevoir le serment du roi, du prince des Asturies, et de la régence, dans les formes indiquées.

3°. A résoudre les difficultés de fait ou de droit, qui pourraient s'élever relativement à la succession à la couronne.

---

(1) Ces deux articles 129 et 130 seraient fort libéraux, si on y tenait scrupuleusement ; mais il y a tant de moyens de les éluder, que c'est presque une niaiserie de les consigner dans *la Charte*. Vaudrait autant décréter sérieusement qu'ils seront *incorruptibles*. Notez qu'on n'exige pas, du moins pour cette année, qu'un citoyen soit propriétaire pour être élu.

(2) Qu'entendez-vous par *lois*? Y comprenez-vous les *lois fondamentales?* Il faut s'expliquer. Encore cela ne suffit-il pas toujours ; témoin ce qui se passe en France en mars 1820 ! Que de beaux et longs discours sur des dérogations à une Charte à laquelle on avait dit qu'on ne dérogerait jamais! Voilà comme il ne faut jurer de rien, tant les œuvres des faibles humains sont imparfaites comme eux !

4°. A élire une régence ou un régent du royaume dans les cas prévus par la constitution, et à fixer les bornes en-deçà desquelles le régent ou la régence doivent exercer l'autorité royale.

5°. A faire reconnaître publiquement le prince des Asturies.

6°. A nommer un tuteur pendant la minorité du roi, dans le cas prévu par la constitution.

7°. A approuver, avant la ratification, les traités d'alliance offensive, les subsides, et les traités particuliers de commerce.

8°. A permettre ou à refuser l'entrée du royaume aux troupes étrangères.

9°. A décréter la création ou la suppression de places dans les tribunaux établis par la constitution, ainsi que la création ou la suppression des emplois publics.

10°. A fixer chaque année, sur la proposition du roi, les forces de terre et de mer, celles qui doivent être tenues sur pied en temps de paix, et leur augmentation en temps de guerre.

11°. A faire des règlemens pour l'armée de terre et de mer, et pour la milice nationale, dans toutes les branches qui les composent.

12°. A arrêter les dépenses de l'administration publique.

13°. A fixer, chaque année, les contributions et les impôts.

14°. A emprunter, en cas de besoin, sur le crédit de la nation.

15°. A approuver la répartition des contributions entre les diverses provinces.

16°. A vérifier, et à approuver la comptabilité de l'emploi des fonds publics.

17°. A établir les douanes et les règlemens pour la perception des droits.

18°. A régler ce qui est nécessaire pour l'administration, la conservation ou l'aliénation des biens nationaux.

19°. A déterminer la valeur, le poids, le titre, le type, et la dénomination des monnaies.

20°. A adopter le système des poids et mesures, jugé le plus exact et le plus commode.

21°. A exciter et favoriser toute industrie, et à faire disparaître les obstacles qui l'entravent.

22°. A déterminer un plan général d'instruction publique pour la monarchie entière, et à approuver celui formé pour l'éducation du prince des Asturies.

23°. A approuver les règlemens généraux pour la police et la salubrité du royaume.

24°. A protéger la liberté politique de la presse.

25°. A rendre effective la responsabilité des ministres, et autres fonctionnaires publics.

26°. Enfin les cortès ont le droit de donner ou de refuser leur consentement dans tous les cas et à tous les actes, pour lesquels il est déclaré nécessaire par la constitution (1).

---

(1) Pour tout homme raisonnable, il serait inutile de pousser plus loin l'examen de cette prétendue constitution monarchique. Après les 26 divisions de l'article 131, on voit assez clairement que c'est une oligarchie démagogique, c'est-à-dire le gouvernement d'un petit nombre de gens élus par le peuple, réunissant les fonctions les plus augustes à celles de faire des règlemens de police pour les mauvais lieux et les égouts. Elle n'obtiendra aucune considération à la tête d'une grande nation, et serait bonne, tout au plus, pour une petite république de Lucques ou de St.-Marin.

CHAPITRE VIII.

De la formation des Lois, et de la sanction royale.

132. Tout député a le droit de proposer par écrit aux cortès tel projet de loi qui lui paraîtra convenable, en déduisant les motifs sur lesquels il en appuie la nécessité.

133. Le projet de loi présenté sera lu dans la séance et relu au plus tôt deux jours après. Après cette nouvelle lecture, les cortès délibéreront s'il doit ou non être admis à la discussion.

134. Dans le premier cas, il sera soumis préalablement à l'examen d'une commission, si l'importance de la matière semble devoir l'exiger.

135. Quatre jours au moins après que le projet aura été admis à la discussion, on fera une troisième lecture, et le jour pour l'ouverture des débats sera arrêté.

136. Ce jour arrivé, le projet sera discuté dans son ensemble, et dans chacun de ses articles séparément.

137. Les cortès décideront si la matière est assez discutée; ensuite, ils délibéreront s'il y a lieu ou non à passer aux voix.

138. Si d'après la délibération des cortès, il y a lieu à passer aux voix, il y sera procédé immédiatement; le projet pourra être admis ou rejeté en tout ou en partie, et subir des changemens et des modifications, d'après les observations faites pendant le cours de la discussion.

139. Le vote se fera à la pluralité absolue des suffrages; pour y procéder, il sera nécessaire que la moitié plus un

au moins de tous les membres composant les cortès, se trouvent présens (1).

140. Si les cortès, à quelque époque que ce soit de la discussion, rejettent un projet de loi ou décident qu'il n'y a pas lieu à passer au vote, le même projet ne pourra pas être représenté dans la même session.

141. Quand un projet aura été adopté, il sera rédigé en forme de loi par duplicata; et après avoir été lu en présence des cortès, et signé sur l'un et l'autre original par le président et par les deux secrétaires, il sera présenté immédiatement au roi par une députation.

142. Au roi appartient la sanction des lois.

143. Le roi sanctionne les lois par ces mots signés de sa propre main : *Soit promulgué comme loi.*

144. Le roi refuse sa sanction par ces mots également signés de sa propre main : *Soit renvoyé aux cortès*, et joint à son refus une exposition des motifs qui l'y ont engagé.

---

(1) Cette disposition est, comme tant d'autres, copiée sur nos constitutions françaises; mais cela n'en vaut pas mieux, quoique ce soit un usage suivi encore à présent dans nos assemblées. Ce n'est pas pour délibérer seulement qu'il faudrait la moitié plus un du nombre total des députés; il la faudrait encore cette moitié, plus un, dans le nombre des votes pour qu'une loi passât. Sans cela, il peut arriver que sur une assemblée de 258 membres, il n'y en ait que 130 de présens. Ils délibèrent, ils vont aux voix, et 66 membres peuvent faire la loi dans une assemblée de 258; c'est-à-dire, qu'*un seul* fait la loi à *trois*, ce qui est absurde en fait d'assemblée délibérante. S'il est impossible de réunir absolument toutes les voix d'une assemblée, pour donner plus de force et de majesté à une loi, au moins faudrait-il qu'on réunît plus de la moitié des voix du nombre total, quel que fût le nombre des membres présens.

145. Le roi aura trente jours pour se servir de cette prérogative; passé ce temps, s'il n'a pas fait connoître son intention, son silence sera regardé comme une sanction réelle (1).

Soit que le roi ait donné sa sanction ou l'ait refusée, l'un des deux originaux revêtu de la formule respective, sera remis aux cortès auxquels il en sera rendu compte, et l'autre restera au roi.

147. Si le roi refuse sa sanction, la même loi ne pourra plus être présentée aux cortès, pendant la même année; mais la question pourra être reproduite l'année suivante.

148. Si le même projet est de nouveau proposé l'année suivante, et qu'il soit approuvé par les cortès, il sera encore présenté au roi qui aura le droit de donner ou de refuser sa sanction dans les termes des art. 143 et 144; et dans ce dernier cas, il n'en sera plus fait mention dans le cours de la même année.

149. Si le même projet vient à être proposé, et approuvé pour la troisième fois par les cortès de l'année suivante, la sanction du roi sera par le fait regardée comme obtenue, et le roi, à la présentation, la donnera effectivement au moyen de la formule exprimée en l'art. 143 (2).

150. Si la clôture de la session des cortès a lieu avant l'expiration de trente jours pendant lesquels le roi doit

---

(1) Par la raison que : *qui ne dit mot consent*; voilà un proverbe intrônisé dans une constitution! Quel honneur!

(2) Tout cela est littéralement copié sur la constitution de 1791, qui ne laissait au Roi qu'une participation illusoire à la confection des lois, en ne lui accordant qu'un *veto* suspensif.

donner ou refuser sa sanction, le roi devra se prononcer dans les huit premiers jours de la session suivante : passé lequel terme, la loi soumise à la sanction royale sera tenue pour sanctionée, et le roi la sanctionnera effectivement dans la forme voulue ; mais si le roi refuse sa sanction, les cortès pourront s'occuper du même projet dans la même année.

151. Les dispositions des trois art. précédens, relatives à la sanction royale, s'appliquent à tout projet de loi dont la proposition aura été renouvelée pendant la durée de la députation qui l'a adopté pour la première fois, ou des deux députations qui suivront celles-là immédiatement, quand même il se serait écoulé, depuis le refus de sanction par le roi, une ou plusieurs années sans que ledit projet eût été proposé de nouveau pendant la durée des trois députations susdites ; il ne pourra plus être reproduit que comme un projet nouveau, quand même il serait reproduit dans les mêmes termes.

152. Si le projet proposé pour la seconde ou la troisième fois, dans le terme fixé par l'art. précédent, est rejeté par les cortès, il ne pourra plus être regardé que comme un projet nouveau, à quelque époque qu'il soit reproduit.

153. Les mêmes formalités et dispositions seront observées toutes les fois qu'il s'agira de quelque dérogation aux lois actuellement en vigueur.

CHAPITRE IX.

De la promulgation des lois.

154. Lorsqu'une loi aura été publiée dans les cortès, il en sera donné avis au roi, afin qu'elle soit promulguée sans retard et solennellement.

155. Le roi promulguera les lois de la manière sui-
« vante : « N. par la grâce de Dieu et la constitution de « la monarchie espagnole, roi des Espagnes, à tous ceux qui « les présentes verront et entendront ; savoir, faisons que « les cortès ont décrété, et que nous sanctionnons ce qui « suit : (*texte littéral de la loi*). En conséquence man- « dons à tous les tribunaux, à tous juges, gouverneurs et « autres autorités civiles, militaires et ecclésiastiques, de « tous les rangs et de toutes les classes, d'observer et de « faire observer, d'accomplir et d'exécuter la présente loi « dans tout son contenu, de tenir la main à son exécu- « tion, et de la faire imprimer, publier et afficher. (*La « loi ainsi sanctionnée est ensuite adressée au ministre « qu'elle concerne.*) »

156. Toutes les lois seront transmises directement, d'après l'ordre du roi, par les ministres respectifs, à chaque tribunal de province, à chaque chef et à chaque autorité supérieure, qui en donneront connaissance aux autorités subalternes.

CHAPITRE X.

De la députation permanente des cortès.

157. Les cortès, avant de se séparer, éliront une députation qui sera nommée députation permanente des cortès : elle sera composée de sept membres pris dans leur sein, savoir : trois parmi les députés des provinces d'Europe, trois parmi les députés des provinces d'outre-mer, et le septième sera choisi au sort, entre un député d'Europe et un député d'outre-mer.

158. Les cortès nommeront en même temps deux sup-

pléans, un parmi les députés d'Europe, et l'autre parmi les députés d'outre-mer.

159. Les fonctions de la députation permanente des cortès dureront l'intervalle d'une session ordinaire à la suivante.

160. Ses pouvoirs sont :

1°. De veiller à l'observation de la constitution et des lois, pour rendre compte à la session suivante des infractions qui seront venués à sa connaissance.

2°. De convoquer les cortès extraordinairement dans les cas prévus par la constitution.

3°. D'exercer les fonctions désignées dans les art. 111 et 112 ;

4°. D'appeler les députés suppléans en remplacement des titulaires, et, dans le cas ou les uns et les autres viendraient à mourir ou se trouveraient retenus par des obstacles invincibles, de transmettre à leur province respective les ordres nécessaires pour procéder à une nouvelle nomination.

CHAPITRE XI.

Des cortès extraordinaires.

161. Les cortès extraordinaires se composent des mêmes députés que les cortès ordinaires pendant les deux années de leur exercice.

162. La députation permanente des cortès convoque les cortès extraordinaires, et fixe le jour de l'ouverture de la session, dans les trois cas ci-dessous :

1°. Lorsque la couronne devient vacante ;

2°. Quand le roi se trouve par quelque cause que ce

soit (1), dans l'impossibilité de gouverner, ou lorsqu'il veut abdiquer en faveur de son successeur : dans le premier cas, les cortès peuvent prendre les mesures qu'ils trouvent utiles pour se convaincre de l'incapacité du roi ;

3°. Lorsque, dans des circonstances difficiles, le roi le jugera nécessaire, et en aura instruit la députation permanente des cortès.

163. Les cortès extraordinaires ne s'occuperont que des objets pour lesquels aura lieu leur convocation (2).

164. Les sessions des cortès extraordinaires commenceront et finiront avec les mêmes formalités que les cortès ordinaires.

165. L'appel des cortès extraordinaires ne suspendra pas l'élection des nouveaux députés, à l'époque indiquée.

166. Si la session des cortès extraordinaires n'est pas

---

(1) *De quelque manière que ce soit*. Conçoit-on qu'on puisse laisser un tel vague dans une disposition aussi importante de la loi? Quelle latitude pour une assemblée unique qui voudrait détrôner un roi! En Angleterre, le parlement peut, en certains cas, déclarer le monarque incapable de régner par lui-même, comme il le fit pendant la maladie mentale de Georges III ; mais ces cas sont spécifiés avec une grande précision, et l'organisation de la régence n'est pas laissée à l'arbitraire des députés.

(2) *Les Cortès ne s'occuperont que de l'objet pour lequel aura lieu leur convocation*..... Et si, par hasard, ils venaient à s'occuper d'un autre objet, qui les en empêcherait? Serait-ce le Roi, qui ne peut, *sous aucun prétexte*, *ni les suspendre*, *ni les dissoudre*, *ni entraver en aucune manière les séances et les délibérations*, comme on va le voir à l'article 172? Quelle puissance leur imposerait silence, ou arrêterait leur marche, s'ils attentaient jamais à la Constitution? Qui ferait marcher des troupes contre eux, s'ils se mettaient en révolte? L'Espagne aurait alors son 10 août ou son 18 brumaire.

terminée au jour fixé pour la réunion des cortès ordinaires, ils cesseront leurs fonctions, et les cortès ordinaires termineront l'affaire pour laquelle les cortès extraordinaires avaient été convoqués.

167. Dans le cas prévu par l'art. ci-dessus, la députation permanente des cortès continuera de remplir les fonctions que lui donnent les articles 111 et 112.

TITRE IV.

Du Roi (1).

CHAPITRE PREMIER.

De l'inviolabilité et de la puissance du Roi.

168. La personne du roi est sacrée et inviolable; il ne peut être sujet à aucune responsabilité.

169. Le roi sera appelé Majesté Catholique.

170. Le pouvoir de faire exécuter les lois réside dans le roi seul, son autorité embrasse tout ce qui concerne le maintien de l'ordre public dans l'intérieur et la sûreté de l'Etat au dehors, conformément à la constitution et aux lois.

171. Indépendamment de la prérogative de sanctionner

---

(1) Enfin nous voilà arrivés au Roi, après 167 articles destinés à des objets *bien autrement importans*, comme on a pu voir, que tout ce qui ne concerne qu'un monarque! Et c'est sous un monarque aussi respectueusement honoré, que don Carlos son frère, promet, dans sa proclamation du 14 mars, que l'antique trône des Alphonse et des Ferdinand reprendra, sur cette héroïque nation une splendeur inconnue aux plus beaux siècles de la monarchie! Il est à croire, en effet, qu'ils n'ont jamais connu cette splendeur-là.

et de promulguer les lois, le roi jouit encore des pouvoirs suivans:

1°. Il rend les décrets, arrête les règlemens et les instructions nécessaires pour l'exécution des lois.

2°. Il veille à la prompte et parfaite administration de la justice dans tout le royaume.

3°. Il déclare la guerre, fait et ratifie les traités de paix (1), et en rend un compte motivé et justificatif aux cortès.

4°. Il nomme les magistrats dans tous les tribunaux civils et criminels, sur la proposition de son conseil d'Etat.

5°. Il nomme à tous les emplois civils et militaires.

6°. Il présente, sur la proposition de son conseil d'Etat, à tous les évêchés, à toutes les dignités et à tous les bénéfices ecclésiastiques qui sont de patronage royal.

7°. Il accorde des honneurs et des distinctions de toute espèce, conformément aux lois.

8°. Il commande les armées de terre et de mer, et nomme les généraux.

9°. Il dispose de la force armée, et la distribue dans le royaume de la manière la plus convenable.

10°. Il dirige les relations diplomatiques et commerciales avec les autres puissances; il nomme les ambassadeurs, les ministres et les consuls.

---

(1) *Il déclare la guerre*, et en rend ENSUITE *un compte motivé* aux Cortès.... Il serait plus sage qu'il en rendît compte AUPARAVANT; car il pourrait arriver que les puissances auxquelles on aurait déclaré la guerre n'attendissent pas la permission des Cortès pour prendre ou mettre bas les armes.

11°. Il est chargé de la fabrication des monnaies ; elles porteront son nom et son effigie.

12°. Il fixe l'emploi des fonds destinés à chaque partie de l'administration publique.

13°. Il peut faire grâce aux coupables, pourvu qu'elle ne soit pas contraire aux lois (1).

14°. Il propose aux cortès les projets de loi ou de réforme utiles au bien général, afin qu'il en soit délibéré suivant la forme constitutionnelle.

15°. Il s'oppose ou il acquiesce, sauf le consentement des cortès, aux décrets des conciles et aux bulles pontificales qui ne contiennent que des dispositions générales : pour les actes qui renferment des dispositions particulières ou relatives au gouvernement, il prend l'avis du conseil d'Etat ; pour les décrets et les bulles qui contiennent des points contentieux, il en réfère à la connaissance et à la décision du tribunal suprême de justice, pour être statué conformément aux lois.

16°. Il nomme et révoque à son gré les secrétaires d'Etat et des dépêches.

172. Les bornes de l'autorité royale sont ainsi posées :

1°. Le roi ne peut s'opposer, sous nul prétexte, à la convocation des cortès aux époques et dans les cas prévus par la constitution ; il ne peut non plus les suspendre ni les dissoudre, ni proroger en aucune manière les séances et les délibérations. Les personnes qui lui auront donné ce conseil ou secondé dans quelque tentative de cette espèce,

---

(1) *Pourvu qu'elle ne soit pas contraire aux lois*.... A quelles lois? Il faudrait spécifier les cas où le Roi ne pourra user de cette prérogative, la plus belle de la royauté.

sont déclarées traîtres, et poursuivies comme telles (1).

2°. Le roi ne peut s'absenter du royaume sans le consen-

---

(1) Voilà le fameux article qui mine de fond en comble la prétendue *monarchie* espagnole, et organise l'oligarchie démagogique dont nous avons parlé plus haut. Une assemblée unique, qui se dit représentante du peuple, et que le Roi ne peut convoquer, proroger, suspendre ni dissoudre! Oh bon Dieu! si *la majorité saine* de cette assemblée, comme la *majorité saine* de la Convention nationale, se laissait opprimer par la *minorité factieuse*, et si, par hasard, cette *minorité factieuse* voulait proclamer la république, le 21 septembre, condamner le Roi à mort le 21 janvier, malgré l'inviolabilité constitutionnelle, créer un tribunal révolutionnaire au 10 mars, proscrire une centaine de Cortès au 31 mai: enfin si cette prétendue *minorité*, réunissait pourtant la majorité des voix pour décréter et faire exécuter ces *grandes mesures* de salut public, quelle barrière opposerait-on au torrent? Quel sénat conservateur sauverait la *constitution politique de la monarchie?* Puisque les politiques de nos jours veulent partout des gouvernemens à l'anglaise, ils devraient au moins adopter la sauve-garde de ces sortes de gouvernemens; c'est-à-dire la prérogative royale qui autorise le monarque à dissoudre le parlement, quand il croit cette mesure indispensable. Le peuple lui apprend, par les nouvelles élections, s'il a frappé juste.

Il est possible que les rédacteurs de la constitution espagnole n'aient pas prévu les résultats inévitables de leur travail; mais il est probable que, trois mois après l'ouverture de l'assemblée des Cortès, il ne sera plus question de la monarchie, et que la république sera proclamée. Nous savons bien qu'ils n'auront pas reçu de mission pour renverser l'ordre établi; mais quelles précautions a-t-on prises pour prévenir cet attentat, et quelles garanties la constitution présente-t-elle contre une pareille entreprise? Les Etats-généraux de 1789 n'avaient pas reçu de mission pour se constituer en Assemblée nationale; et pourtant ils se proclamèrent *Assemblée nationale*, en une seule Chambre délibérative, comme sera celle des Cortès. Les Etats-généraux n'avaient pas de mission pour proclamer la république; et pourtant on leur fit un crime, quelques années après, de n'avoir pas proclamé la république. La Convention natio-

tement des cortès ; si cette absence a lieu elle est regardée comme une abdication de la couronne.

---

nale elle-même n'avait point reçu de mission pour proclamer cette république, et cependant elle la proclama.

Toutes les probabilités permettent donc de croire que, dans un an, on n'accusera point les Cortès de 1820 de la *faiblesse* que reprochait aux constituans de 1789, l'orateur de la commission qui fit à la Convention nationale le rapport préliminaire de la troisième constitution fabriquée pour la France.

« L'Assemblée nationale, disait M. Boissy-d'Anglas, à la séance « du 5 messidor an 3, fit tous les actes de force et de fermeté que « l'on pouvait attendre d'elle, excepté un seul que demandaient à la « fois la raison, le vœu de la nation indignée, le salut de la patrie et « la dignité du peuple français.... Elle avait anéanti cette féodalité « qui asservissait les hommes, ces distinctions de naissance, triste « institution de l'orgueil.... Elle avait renversé les deux corpora- « tions les plus redoutables de l'Etat, les parlemens et le clergé, « et elle n'osa compléter son ouvrage, *en proclamant la républi-* « *que !* C'est à cette faiblesse que sont dus peut-être tous les trou- « bles qui amenèrent bientôt l'explosion d'une révolution nou- « velle, pour opérer violemment la chute d'un trône qu'elle n'au- « rait eu qu'à laisser tomber.... Un nouvel ordre de choses s'éta- « blit, et tout fut changé. Le 10 août vit tomber la royauté avec « tout le fracas d'un corps gigantesque et consolidé par le temps. Cet « événement fut le principe de toutes nos victoires au dehors, etc. »

Ce magnifique éloge du 10 août, prononcé trois ans après cette désastreuse époque, pourra étonner bien des gens aujourd'hui. Nous ne prétendons pas en rendre personnellement responsable le noble pair actuel de France, qui parlait au nom de la commission des onze ; mais si nous retrouvions, parmi les membres de cette commission, d'autres pairs de France, des députés actuels et de grands fonctionnaires publics qui, sous le nom de *principes libéraux*, défendissent les mêmes doctrines qui amenèrent le 10 août 1792, et à l'aide desquels on justifiait cette journée même en 1795, après tous les excès du si affreux régime de 1793, devrions-nous être accusés de folie, si nous craignions que le même arbre ne produisît encore les mêmes fruits ? La commission des onze se composait de

3°. Il ne peut aliéner, céder, ni transporter à qui que ce soit l'autorité royale, ni ses prérogatives. Pour quelque

---

Cambacérès, Merlin de Douai, Sieyès, qui donna sa démisssion et fut remplacé par Lanjuinais, Thibaudeau, Reveillère-Lépeaux, Lesage, Boissy-d'Anglas, Creuzé-Latouche, Louvet, Berlier et Daunou. (Lesage, Creuzé-Latouche et Louvet sont morts). Merlin de Douai, Lanjuinais, Boissy-d'Anglas, Reveillère-Lépeaux, Sieyès, Creuzé-Latouche avaient été membres des *Etats-généraux*, transformés en cette Assemblée nationale *qui avait eu la faiblesse de ne point proclamer la république ;* LA RÉPUBLIQUE ! rêve de beaucoup de gens de bien qu'une cruelle expérience a détrompés pour la plupart ; mais quelques-uns rêvent encore, et trop de gens qui manquent de cette terrible expérience rêvent avec eux. Aveugles qu'ils sont ! plaignons-les, plaignons leur patrie ! Hâtons-nous de leur dire, toujours avec le rapporteur de la commission des onze, que « la gloire de la nation ne resta pas long-temps pure. Les pre-« miers instans de la liberté furent souillés par des scélérats (*les* 2, « 3 *et* 4 *septembre* 1792). La société des jacobins et autres institu-« tions révolutionnaires furent leurs moyens, et des monceaux de « ruines et de cadavres devinrent les degrés de leur trône ! Le peu-« ple, flatté, aveuglé, agité, enflammé par eux, prit dès-lors la « modération pour lâcheté, la prudence pour artifice, la politique « pour intrigue, l'humanité pour faiblesse, le délire pour patrio-« tisme, le crime pour justice, et la licence pour la liberté. En « vain la majorité de la Convention voulut-elle l'empêcher de se pré-« cipiter dans les excès de la démagogie, vers laquelle toutes les « institutions révolutionnaires furent dirigées, les représentans du « peuple furent obligés de céder à l'orage. »

Si on dit que nous réveillons des souvenirs pénibles, nous répondrons qu'un Bourbon a été assassiné, nous dirons :

Le sang d'un Bourbon crie et n'est point écouté !...

qu'une association de Français, à la tête desquelles on compte beaucoup de députés, a ouvert une *souscription* en faveur de ceux que la loi frappera comme prévenus de complot contre la vie du Roi et des personnes de sa famille : nous répondrons que les ministres du Roi ont déclaré que le trône est menacé ; nous répondrons, toujours avec l'orateur de la commission des onze : « Que ne pouvons-nous déchirer

cause que ce soit, s'il voulait abdiquer le trône en faveur de

---

« les pages sanglantes de notre histoire, et dérober aux regards de la « postérité ces temps horribles où la France, hérissée de bastilles, « couverte d'échafauds, inondée de sang, mutilée dans ses plus riches « cités, vit planer sur toutes ses communes la dévastation et la mort! « Que ne puis-je ensevelir dans l'ombre de l'oubli ces jours où l'in- « nocence fut tant de fois immolée, les familles dispersées, la pu- « deur outragée, les fortunes livrées au pillage, toutes les vertus, « tous les talens transformés en crime!... Mais que dis-je, citoyens! « loin de voiler ces images funèbres, retraçons-nous-les sans cesse; « que ces sombres cachots, ces comités farouches, ces jacobins san- « guinaires ne sortent jamais de notre mémoire, et que, semblables « à ces phares protecteurs placés sur nos côtes pour le salut des « voyageurs, ces souvenirs douloureux et terribles servent de signal « aux hommes d'Etat, aux amis de la liberté de tous les pays et de « tous les temps, pour éviter les écueils de l'anarchie, du faux pa- « triotisme et du fanatisme des démagogues. »

Ainsi parlait cet éloquent et vertueux orateur. Malheureusement il n'était pas guéri encore de ses idées républicaines, et il contribuait à créer une constitution qui ne put empêcher le retour de l'anarchie, qui n'offrit aucune garantie contre le nouveau 31 mai du 18 fructidor an 5, époque où lui, Boissy-d'Anglas, fut proscrit avec plus de soixante autres députés; constitution qui allait laisser se reproduire toutes les scènes de l'anarchie, si un soldat heureux ne fût revenu d'Egypte substituer sa puissance à ce fantôme de constitution de l'an 3, que viennent d'imiter si malheureusement les Cortès d'Espagne, et que bien des gens regrettent encore.

Rallumons donc *les phares protecteurs*, puisque les dangers se renouvellent, puisque l'anarchie et la démagogie, comme l'a proclamé l'un des ministres du Roi, se liguent encore pour nous entraîner sur d'affreux écueils. Disons des anarchistes qui veulent nous ramener à la constitution de l'an 3, par le maintien absolu de certaines lois qui nous y reportent si rapidement, disons de ces gens-là ce que Boissy-d'Anglas disait, dans le même discours, de ceux qui voulaient conserver la constitution de 1793:

« Nous espérons qu'il suffira aux hommes qui calculent les pas- « sions, de voir à qui cette constitution sert d'étendard, et par qui

son successeur immédiat, il ne pourra le faire qu'avec le consentement des cortès (1).

4°. Il ne peut aliéner, céder, ni échanger une province, une ville, un bourg ou village, ni une partie si petite qu'elle soit, du territoire espagnol.

5°. Il ne peut faire un traité d'alliance offensive ni un traité particulier de commerce avec une puissance étrangère, sans le consentement des cortès.

6°. Il ne peut non plus s'obliger par aucun traité à fournir des subsides à une puissance étrangère, sans le consentement des cortès.

7°. Il ne peut céder ni aliéner les biens nationaux, sans le consentement des cortès.

8°. Il ne peut par lui-même imposer, directement ou indirectement, des contributions, ni exiger des tributs, sous quelque nom et pour quelque objet que ce soit, sans un décret préalable des cortès.

« elle est demandée, pour apprécier ses inconvéniens. Si des brigands la réclament avec tant d'ardeur, si les amis du désordre y « sont si fort attachés, si les hommes de sang la désirent avec tant « de passion, il est facile de conclure qu'elle contient des principes, « qu'elle consacre des institutions favorables à la cupidité, au dé- « sordre et à la tyrannie. »

Serrons-nous donc autour du trône et de la Charte qui en est émanée! Sauvons-nous de la république, qui amènerait l'anarchie, et bientôt après, le despotisme du *soldat heureux!*

(1) De sorte que l'ordre de *succession* n'est point réglé par la constitution, mais laissé à l'arbitraire d'une seule Chambre. Tous les articles qui suivent n'ont, en vérité, pas besoin de commentaire. Il n'est personne qui ne voie que le Roi sera le sujet le moins libre de tout son royaume.

9°. Il ne peut accorder de privilége exclusif à aucune personne ni à aucune corporation.

10°. Il ne peut s'emparer de la propriété d'un particulier ni d'une corporation, ni les troubler dans leur possession et leur jouissance ; et s'il devenait nécessaire, dans certaines circonstances, pour cause d'utilité générale bien reconnue, de s'emparer de la propriété d'un particulier, le roi ne pourra le faire, sans indemniser le propriétaire, d'après l'avis de prud'hommes.

11°. Le roi ne peut priver personne de sa liberté, ni infliger aucune peine de sa propre autorité. S'il le faisait, le ministre qui aurait signé l'ordre, et le juge qui l'aurait exécuté, en serait responsable devant la nation, et puni comme coupable d'attentat à la liberté individuelle. Seulement, dans le cas où l'intérêt et la sûreté de l'Etat l'exigeraient, le roi pourra expédier l'ordre d'arrêter une personne, à condition néanmoins que, dans le terme de vingt-quatre heures, le prisonnier sera mis à la disposition du tribunal ou du juge compétent.

12°. Le roi, avant de se marier, fera part de son projet aux cortès, pour obtenir leur consentement : sans cette formalité il sera censé avoir abdiqué la couronne.

173. Le roi, à son avènement au trône, ou à l'époque de sa majorité, s'il est mineur au moment de la vacance, prêtera serment en présence des cortès, dans la formule suivante : « N. par la grâce de Dieu et la constitution de « la monarchie espagnole, roi des Espagnes, je jure, au « nom de Dieu et des saints évangiles, de défendre et de « conserver la religion catholique, apostolique et romaine, « et de ne permettre l'exercice d'aucune autre dans le « royaume ; d'observer et de faire observer la constitution,

« politique et les lois de la monarchie espagnole, sans avoir « d'autre but que le bonheur de l'Etat; de ne jamais aliéner, ni céder, ni démembrer aucune partie du royaume; « de ne point lever de tributs en nature, en deniers ou de « toute autre manière, excepté les impôts décrétés par les « cortès; de ne jamais m'emparer de la propriété de personne, « et de respecter surtout la liberté politique de la nation et « la liberté personnelle de chaque individu: et si je fais quel« que chose de contraire en tout ou en partie à mon ser« ment, on doit me refuser obéissance, et tout ce que j'au« rai fait en contravention, doit être réputé nul et de « nulle valeur. Dieu me soit en aide et prenne ma défense; « sinon qu'il me punisse ».

CHAPITRE II.

De la succession à la couronne.

174. Le royaume des Espagnes est indivisible. A dater de la promulgation de la constitution, la succession au trône est réglée à perpétuité dans l'ordre régulier de primogéniture et de représentation entre les descendans légitimes, hommes ou femmes, de la manière déterminée ci-dessous.

175. Les enfans provenus d'un mariage légitime, pourront seuls parvenir au trône des Espagnes.

176. Au même degré et dans la même ligne, les hommes seront préférés aux femmes, et toujours l'aîné au plus jeune; mais les femmes d'une branche plus prochaine ou d'un degré plus rapproché dans la même branche, seront préférées aux hommes d'une branche plus éloignée ou d'un degré inférieur.

177. Le fils ou la fille du fils aîné du roi, si leur père vient à mourir sans être entré en possession du trône, sera préféré à ses oncles, et succédera immédiatement à son aïeul par droit de représentation.

178. Tant que la branche dans laquelle la succession est établie n'est pas éteinte, la branche immédiate n'y a point de droit.

179. Le roi des Espagnes est don FERDINAND VII DE BOURBON, actuellement régnant.

180. A défaut de don FERDINAND VII DE BOURBON, ses descendans légitimes, hommes ou femmes, succéderont à la couronne ; à défaut de ceux-ci, ses frères et sœurs ou ses oncles et ses tantes, frères et sœurs de son père, et leurs descendans légitimes, selon l'ordre énoncé, et toujours suivant le droit de préférence de la branche immédiate sur les autres branches.

181. Les cortès devront exclure de la succession la personne ou les personnes qui seront reconnues incapables de gouverner, ou qui auront mérité, par quelque action, de perdre la couronne (1).

182. Si toutes les branches ci-dessus énoncées venaient à s'éteindre, les cortès procéderont à une nouvelle nomination, de la manière qui leur paraîtra la plus conforme

(1) Cet article 181 détruit complétement tout l'avantage des articles précédens. Ce seul article excepté, le chapitre entier paraîtrait conforme aux saines idées monarchiques; mais il devient illusoire par l'effet de cette disposition, qui laisse aux Cortès le droit d'exclure arbitrairement telle ou telle personne, sans déterminer en aucune manière quels seront les cas d'incapacité.

aux intérêts de la nation, en suivant toujours l'ordre et les règles de succession établies dans ce chapitre.

183. Si la couronne échoit ou doit échoir à une femme, celle-ci ne pourra se marier sans le consentement des cortès; et si elle le fait, elle sera regardée comme ayant abdiqué.

184. Lorsqu'une femme sera parvenue au trône, son époux n'aura aucune autorité dans le royaume, ni aucune part dans le gouvernement.

CHAPITRE III.

De la minorité du Roi, et de la régence.

185. La minorité du roi dure jusqu'à l'âge de dix-huit ans accomplis.

186. Pendant cette minorité, le royaume sera gouverné par une régence.

187. Il en sera de même toutes les fois que le roi, par quelque cause physique ou morale, se trouvera dans l'impossibilité d'exercer ses droits.

188. Si cette impossibilité dure plus de deux ans, et que le successeur immédiat au trône soit âgé de dix-huit ans accomplis, les cortès pourront le nommer régent du royaume, au lieu et place de la régence.

189. Si le trône venait à vaquer pendant la minorité du prince des Asturies, et jusqu'à la réunion des cortès extraordinaires, si les cortès ordinaires ont terminé leur session, la régence provisoire sera composée de la reine-mère, si elle existe, de deux membres de la députation permanente des cortès, les plus anciens par ordre de leur nomination, et de deux conseillers d'Etat en exercice les plus anciens,

savoir le doyen, et celui qui vient après lui : à défaut de la reine-mère, il sera adjoint à la régence un conseiller d'Etat de plus, lequel sera le plus ancien après les deux autres.

190. La régence provisoire sera présidée par la reine-mère, si elle vit encore, et à son défaut par le membre nommé le premier de la députation permanente des cortès.

191. La régence provisoire ne pourra s'occuper que des affaires qui ne souffriront aucun retard ; elle ne pourra nommer ni destituer des employés que provisoirement.

192. Les cortès extraordinaires étant réunis, nommeront une régence composée de trois ou de cinq personnes.

193. Pour être membre de la régence, il faut être citoyen, et jouir du libre exercice de ses droits : les étrangers en sont exclus, quand même ils auraient des lettres de citoyen.

194. La régence sera présidée par la personne désignée par les cortès à qui appartient le droit de déterminer, en cas de besoin, si la présidence doit être occupée à tour de rôle, et d'en fixer alors la durée.

195. La régence exercera l'autorité royale, dans les termes établis par les cortès.

196. La régence provisoire et la régence permanente, prêteront serment, selon la formule prescrite par l'art. 173, en y ajoutant la clause de fidélité au roi ; et la régence permanente jurera de plus, d'observer les conditions qui lui auront été imposées par les cortès pour l'exercice de son autorité, et de remettre le gouvernement du royaume au roi, dès qu'il sera parvenu à sa majorité, ou dès que la cause d'empêchement aura cessé, sous peine, en cas de

retard, pour tous les membres de la régence d'être regardés comme traîtres et punis comme tels.

197. Les actes de la régence seront publiés au nom du roi.

198. Le tuteur du roi mineur sera la personne désignée à cet effet dans le testament de son père; à défaut de cette désignation, la tutelle appartiendra à la reine-mère, tant qu'elle sera veuve. Ces deux cas exceptés, le tuteur sera nommé par les cortès; dans le premier et le troisième cas, le tuteur sera choisi parmi les naturels du royaume.

199. La régence veillera à ce que l'éducation du roi mineur se fasse convenablement à l'objet de sa haute dignité, et suivant le plan approuvé par les cortès.

200. Les cortès régleront le traitement des membres de la régence.

CHAPITRE IV.

De la famille royale, et de la reconnaissance du prince des Asturies.

201. Le fils aîné du roi prend le titre de prince des Asturies.

202. Les autres fils ou filles du roi prennent celui d'infans ou infantes d'Espagne.

203. Les fils et les filles du prince des Asturies prennent également le titre d'infans ou d'infantes d'Espagne.

204. Nulle autre personne ne pourra prendre le titre d'infant d'Espagne.

205. Les infans ou infantes d'Espagne jouiront des distinctions et des honneurs attachés jusqu'à ce jour à ce titre; ils pourront être nommés aux emplois de toute

espèce, excepté aux fonctions de la magistrature et de députés aux cortès.

206. Le prince des Asturies ne pourra sortir du royaume sans le consentement des cortès, sous peine d'être déchu, par le fait, de son droit de succession au trône.

207. S'il demeure hors du royaume, au delà du temps accordé, et si, invité à y retourner, il ne le fait pas dans le terme déterminé par les cortès, il sera également déchu.

208. Le prince des Asturies, les infans et les infantes, leurs fils et leurs descendans, sujets du roi, ne pourront se marier sans son consentement et celui des cortès, à peine d'être exclus de la succession à la couronne.

209. Il sera remis aux cortès ou à la députation permanente, pour être déposée dans les archives des cortès, une copie authentique des actes de naissances, de mariage et de décès de toutes les personnes de la famille royale.

210. Le prince des Asturies sera reconnu par les cortès avec les formalités déterminées par le règlement d'administration intérieure des cortès.

211. Cette reconnaissance aura lieu dans la session qui suivra la naissance du prince des Asturies.

212. Lorsque le prince aura atteint sa quatorzième année, il prêtera serment en présence des cortès, suivant la formule ci-après : « N..., prince des Asturies, je jure, « au nom de Dieu, et sur les saints évangiles, de défendre « et de conserver la religion catholique, apostolique et « romaine, et de ne jamais permettre l'exercice d'aucune « autre dans le royaume; d'observer la constitution politique de la monarchie espagnole, et d'être fidèle et « obéissant au roi. Ainsi Dieu me soit en aide! »

CHAPITRE V.

De la dotation de la famille royale.

213. Les cortès assigneront au roi une dotation annuelle, qui soit conforme à la haute dignité de sa personne.

214. Tous les palais dont les rois d'Espagne ont joui jusqu'à ce jour continueront d'appartenir au roi ; et les cortès désigneront les terrains convenables pour les chasses et plaisirs de sa personne.

215. Les cortès assigneront, pour l'entretien du prince des Asturies, dès le jour de sa naissance, et pour l'entretien des infans et infantes parvenus à leur huitième année, une pension annuelle proportionnée à leur dignité respective.

216. Les cortès assigneront aux infantes la dotation jugée par eux convenable, pour leur servir de dot, et cette dotation une fois délivrée, la pension pour leur entretien cessera.

217. Si les infans se marient dans le royaume, ils jouiront de la pension assignée à leur entretien ; s'ils se marient, et s'ils fixent leur résidence hors du royaume, cette pension cessera d'avoir lieu, et il leur sera remis pour une seule fois une dotation fixée par les cortès.

218. Les cortès détermineront la pension annuelle qui sera accordée à la reine devenue veuve.

219. Le traitement des membres de la régence sera pris sur la dotation assignée à la maison du roi.

220. La dotation de la maison du roi, et les pensions à assigner pour l'entretien de sa famille, dont il est question dans les art. précédens, seront déterminées par les cortès au

commencement de chaque règne, il n'y sera apporté aucun changement pendant la durée dudit règne.

221. Toutes ces dotations sont à la charge de la trésorerie nationale, qui en fera le versement entre les mains de l'administrateur nommé par le roi, et avec lequel seront réglées les contestations qui pourraient s'élever pour raison d'intérêts.

CHAPITRE VI.

Des Ministres.

222. Il y aura sept ministres : le ministre secrétaire d'état, le ministre de l'intérieur pour la péninsule et les îles adjacentes, le ministre de l'intérieur pour les provinces d'outre-mer, le ministre de grâce et justice, le ministre du trésor, le ministre de la guerre et le ministre de la marine.

Cette organisation des ministres subira les modifications et les changemens que l'expérience ou les circonstances futures suggéreront aux cortès.

223. Nul ne sera ministre, s'il n'est citoyen exerçant actuellement ses droits : les étrangers, quoique munis de lettres de citoyen, en seront exclus pour toujours.

224. Un règlement particulier, approuvé par les cortès, déterminera les attributions de chaque ministère.

225. Tous les ordres du roi devront être signés par le ministre dans ses attributions respectives; nul tribunal, nulle personne publique, ne pourront exécuter un ordre qui ne serait pas revêtu de cette formalité.

226. Les ministres seront responsables envers les cortès des ordres contraires à la constitution et aux lois par eux signés; l'autorité royale ne pourra leur servir d'excuse.

227. Chaque année, et à l'avance, les ministres établiront le budget des dépenses présumées nécessaires pour leur partie respective de l'administration publique ; ils seront également tenus de rendre compte des dépenses faites l'année précédente, dans la forme qui leur sera prescrite.

228. Les ministres ne pourront être poursuivis pour cause de responsabilité, qu'après la déclaration des cortès portant qu'il y a lieu à informer.

229. Cette déclaration faite, le ministre sera suspendu de ses fonctions, et les cortès transmettront au tribunal suprême de justice, les pièces concernant l'affaire qui y sera instruite et jugée conformément aux lois.

230. Les cortès régleront le traitement des ministres pendant la durée de leurs fonctions.

CHAPITRE VII.

Du conseil-d'Etat.

231. Il y aura un conseil-d'Etat composé de quarante membres, choisis parmi les citoyens ayant le libre exercice de leurs droits : les étrangers, quoique munis de lettres de citoyen, en sont exclus pour toujours.

232. Le conseil-d'Etat sera composé ainsi : il n'y aura que quatre ecclésiastiques, dont deux évêques, et qui seront choisis parmi les personnes distingués dans le clergé; quatre grands d'Espagne seulement, douées des vertus, des talens, et des connaissances nécessaires; et le restant sera choisi parmi les personnes les plus remarquables par leur naissance et leurs talens, ou par les services signalés rendus dans quelque partie de l'administration ou du gouvernement de l'Etat. Les cortès ne pourront proposer pour ces

emplois aucune persoune qui se trouve député au moment de l'élection. Il y aura dans le conseil d'Etat douze membres au moins nés dans les provinces d'outre-mer.

233. Le roi nommera tous les conseillers d'Etat sur la proposition des cortès.

234. Pour parvenir à la formation de ce conseil, il sera dressé, dans les cortès, une triple liste de toutes les classes susdites dans la proportion indiquée, et sur cette liste, le roi choisira les quarante membres qui doivent composer le conseil d'Etat, en prenant les ecclésiastiques, les grands et les autres sur la liste de leur classe respective.

235. Lorsqu'il y aura une place de vacante au conseil-d'Etat, les cortès présenteront au roi, dans leur prochaine session, trois personnes de la classe respective, pour qu'il fasse son choix.

236. Le conseil d'Etat est le seul conseil du roi, il prendra son avis dans les affaires importantes, et surtout lorsqu'il s'agira de donner ou de refuser la sanction aux lois, de déclarer la guerre, et de faire des traités.

237. Ce conseil sera chargé de présenter au roi trois personnes pour pourvoir à chaque bénéfice ecclésiastique, et à chaque place de la magistrature.

238. Le roi fera dresser un règlement pour l'administration intérieure du conseil d'Etat après l'avoir consulté, et le fera présenter à l'approbation des cortès.

239. Les conseillers d'Etat ne sont destitués que pour une cause légalement reconnue par le tribunal suprême de justice.

240. Le traitement des conseillers d'Etat est réglé par les cortès.

241. Les conseillers d'Etat, en entrant en exercice,

prêteront serment, entre les mains du roi, d'observer la constitution, d'être fidèles au roi, et de n'avoir pour guide dans leurs fonctions que le bien de la nation, sans aucune vue particulière et sans aucun intérêt privé (1).

TITRE V.

Des Tribunaux, et de l'administration de la justice au civil et au criminel.

CHAPITRE PREMIER.

Des tribunaux.

242. Le pouvoir d'appliquer la loi tant au civil qu'au criminel, appartient exclusivement aux tribunaux.

243. Ni les cortès ni le roi n'exerceront, dans aucun cas, les fonctions judiciaires, n'évoqueront les causes pendantes, ni ne feront reprendre des procédures terminées.

244. La marche et les formalités des procédures seront les mêmes dans tous les tribunaux; elles seront réglées par des lois: ni les cortès, ni le roi ne pourront en dispenser personne.

245. Les fonctions des tribunaux se bornent à prononcer et à faire exécuter leurs jugemens.

246. Ils ne pourront non plus suspendre l'exécution des lois, ni publier des règlemens sur l'administration de la justice.

---

(1) Un conseil d'Etat dont le choix des membres n'est pas confié au monarque, est une institution qu'on n'accusera pas les Cortès d'avoir copiée ni imitée dans aucune autre constitution. On verra si l'expérience justifiera leur invention toute nouvelle.

247. Aucun Espagnol ne pourra être jugé, soit au civil, soit au criminel, par une commission; il ne sera justiciable que du tribunal compétent, créé antérieurement par la loi.

248. Il n'y aura pour les affaires ordinaires, civiles et criminelles, qu'une seule juridiction pour toutes les classes, sans aucune distinction.

249. Les ecclésiastiques continueront de jouir, à cet égard, du privilége de leur état, dans les termes prescrits ou à prescrire par les lois ultérieures.

250. Les militaires jouiront aussi d'un privilége particulier, dans les termes prescrits ou qui seront prescrits par les ordonnances.

251. Pour être nommé magistrat ou juge, il faut être né sur le territoire espagnol, et être âgé de vingt-cinq ans accomplis : les lois détermineront les autres conditions de l'admissibilité à ces fonctions.

252. Les magistrats et les juges ne pourront être destitués de leurs charges temporaires ou à vie, que pour faits légalement prouvés et établis par un jugement, ni suspendus que par suite d'une accusation légalement intentée.

253. S'il parvient au roi des plaintes contre quelque magistrat, et que, d'après les informations prises, elles lui paraissent fondées, il pourra, après avoir entendu son conseil d'Etat, suspendre le prévenu, en faisant passer sans délai l'information au tribunal suprême de justice, qui jugera d'après les lois.

254. Les juges sont personnellement responsables de toute faute contre l'observation des lois qui règlent les procédures en matière civile et criminelle.

255. La subornation, la corruption, la prévarication des magistrats et des juges donnera lieu à l'action du ministère public contre ceux qui s'en seront rendus coupables.

256. Les cortès règleront pour les magistrats et les juges un traitement convenable.

257. La justice sera rendue au nom du roi; les ordonnances et les exécutoires des tribunaux supérieurs sont aussi rédigés en son nom.

258. Le code civil, le code criminel et le code de commerce sont les mêmes pour toute la monarchie, sauf les modifications que des circonstances particulières rendraient nécessaires.

259. Il y aura dans la capitale, un tribunal nommé tribunal suprême de justice.

260. Les cortès détermineront le nombre des magistrats de ce tribunal, et le nombre des chambres qu'il devra former.

261. Ses attributions sont :

1°. De prononcer sur tous les conflits de juridiction qui peuvent s'élever entre les cours de justice dans toute l'étendue du territoire espagnol, entre ces cours et les tribunaux de la péninsule et des îles adjacentes. Les conflits de juridiction entre les cours de justice et les tribunaux de première instance seront jugés de la manière qui sera ultérieurement déterminée par les lois ;

2°. De juger les ministres, lorsque les cortès auront déclaré qu'il y a lieu à les accuser ;

3°. De connaître de toutes les causes de suspension et de destitution des conseillers d'Etat et des magistrats.

4°. De connaître des causes criminelles contre les ministres, les conseillers d'État et les magistrats, d'après l'instruction préalable faite par le premier magistrat ;

5°. De connaître de toutes les causes criminelles intentées contre ses membres. S'il devient nécessaire de prendre ce tribunal suprême à partie pour raison de sa responsabilité, les cortès, après avoir rempli la formalité prescrite par l'art. 228, procéderont à la nomination d'un tribunal composé de neuf juges, désignés par le sort sur une liste double ;

6°. De connaître de tout ce qui est relatif à la résidence de chaque employé public pour qui elle est obligatoire d'après la loi ;

7°. De connaître de toutes les affaires contentieuses relatives au patronage du roi ;

8°. De connaître de tous les appels comme d'abus de tous les tribunaux supérieurs ecclésiastiques de la cour ;

9°. De connaître de tous les recours pour nullité contre les sentences rendues en dernière instance, à l'effet seulement de rétablir le procès dans son premier état, de le renvoyer par devant les tribunaux ordinaires, et de rendre effective la responsabilité de l'art. 254. Quant aux appels qui pourront avoir lieu dans les provinces d'outre-mer, ils seront portés par-devant les cours de justice dans la forme déterminée en son lieu ;

10°. De recevoir les questions élevées par les autres tribunaux sur l'interprétation des lois, et d'en référer au roi, qui provoquera la décision des cortès ;

11°. De vérifier les listes des causes civiles et criminelles, qui doivent lui être remises par les cours judiciaires, afin de tenir la main à la prompte administration de la justice, d'en transmettre, dans les mêmes vues, une copie au gouvernement, et de les rendre publiques par la voie de l'impression.

262. Toutes les causes civiles et criminelles seront jugées définitivement dans le ressort respectif de chaque cour de justice.

263. Les cours de justice connaîtront de toutes les causes civiles des tribunaux inférieurs de leur ressort en seconde et en troisième instance ; elles connaîtront de même des causes criminelles, d'après ce qui sera déterminé par les lois ; elles connaîtront en outre des causes de suspension ou destitution des juges inférieurs de leur ressort, en se conformant aux lois, après en avoir rendu compte au roi.

264. Les magistrats qui auront mal jugé en seconde instance ne pourront être présens aux débats de la troisième.

265. Les cours de justice connaîtront aussi des conflits de juridiction entre les juges inférieurs de leur ressort.

266. Elles connaîtront encore des recours comme d'abus entre les tribunaux et les autorités ecclésiastiques de leur ressort.

267. Elles se feront informer avec soin par les juges inférieurs de leur ressort, des délits qui auront donné lieu à des poursuites judiciaires dans l'étendue de leur juridiction respective ; elles se feront remettre également par eux les listes des causes civiles et criminelles pendantes à leurs tribunaux, avec l'exposé de l'état où elles se trouvent, afin de pourvoir à la prompte administration de la justice.

268. Les cours de justice, dans les provinces d'outre-mer, seront encore chargées de connaître des recours pour cause de nullité; dans les cours assez nombreuses pour former trois chambres, ces recours seront portés devant la chambre non encore saisie de la cause dans aucune instance; si les cours sont moins nombreuses, les recours seront portés à une autre cour de la même province; et si, dans cette autre cour, il ne se trouve qu'une chambre, la cour la plus voisine d'un autre district en sera saisie.

269. La nullité ayant été prononcée, la cour qui a jugé sur l'appel, en rendra un compte motivé au suprême tribunal de justice, pour qu'il fasse peser, sur qui il appartiendra, la responsabilité encourue par l'art. 254.

270. Les cours de justice adresseront tous les ans au tribunal suprême, les listes des causes civiles, et par semestre celles des causes criminelles jugées ou pendantes, avec l'état de situation de celles-ci, y compris celles qui seront renvoyées par les tribunaux inférieurs.

271. Le nombre des magistrats des cours de justice ne pourra être moindre de sept; l'organisation de ces tribunaux et leur résidence, seront déterminés par les lois et des règlemens spéciaux.

272. Lorsqu'il sera possible de procéder à la division définitive du territoire espagnol, comme il est dit à l'art. 11, il sera procédé aussi à la détermination du nombre proportionnel de cours de justice nécessaire, et à la démarcation de leur ressort.

273. Il sera formé des arrondissemens d'une égale étendue proportionnellement, et il y aura dans chaque chef-lieu d'arrondissement un juge et un tribunal.

274. Les attributions de ces juges se bornent expressé-

ment aux affaires contentieuses; les lois détermineront leurs pouvoirs dans la capitale et villes de son arrondissement, et jusqu'à quelle somme ils pourront juger sans recours en matière civile.

275. Il sera établi des alcades dans toutes les villes, et les lois détermineront leurs pouvoirs, soit en matière contentieuse, soit en matière administrative.

276. Tous les juges subalternes seront tenus d'adresser, au plus tard dans les trois jours, à la cour de justice de leur ressort, leur rapport sur les délits commis dans leur juridiction; et ils continueront de rendre compte de la procédure, aux époques prescrites par la cour de justice.

277. Ils devront encore adresser à leur cour respective, tous les six mois, leur état général des causes civiles; et tous les trimestres, celles des causes criminelles pendantes à leur tribunal, de faire connaître l'état dans lequel sont ces causes.

278. Les tribunaux spécialement réservés à la connaissance d'affaires déterminées, seront établis par des lois.

279. Les juges, avant d'entrer en exercice, prêteront serment de maintenir la constitution, d'être fidèles au roi, d'observer les lois, et d'administrer la justice avec impartialité.

CHAPITRE II.

De l'administration de la justice en matière civile.

280. Tout Espagnol jouit du droit de terminer ses différens par l'entremise de juges arbitres nommés par les parties.

281. La sentence des arbitres sera exécutoire, si les

parties ne se sont pas réservé le droit d'appel dans leur compromis.

282. L'alcade de chaque ville y exercera l'office de conciliateur ; et toute personne qui aura une action à intenter, en matière civile ou pour injures, s'adressera pour cet objet à cette autorité.

283. L'alcade assisté de deux prud'hommes, nommés respectivement par les parties, entendra le demandeur et le défendeur, se pénétrera bien des raisons sur lesquelles ils appuient leurs prétentions réciproques, et après avoir pris l'avis de ses deux assistans, il jugera provisoirement de la manière qu'il croira la plus propre à terminer le différent sans procédure ultérieure ; l'affaire sera vraiment consommée, si les parties s'en rapportent à cette décision extrajudiciaire.

284. Aucune affaire ne sera portée devant les tribunaux, s'il n'est prouvé que ces moyens conciliatoires ont été tentés.

285. Quelle que soit l'importance d'une affaire, il ne pourra y avoir que trois sentences définitives rendues sur instance. Lorsque la troisième aura lieu après les deux premières sentences rendues dans un sens conforme, le nombre de juges qui devront en connaître sera plus grand que celui de ceux qui ont prononcé le second jugement, conformément à ce qui sera réglé par la loi à laquelle appartient aussi de déterminer, eu égard à l'importance des affaires, et à la nature et à la qualité des divers jugemens, quels sont ceux qu'on doit rendre exécutoires.

CHAPITRE III.

De l'administration de la justice en matière criminelle.

286. L'administration de la justice en matière crimi-

nelle, sera déterminée par des lois, de manière que les procédures soient régulièrement et promptement instruites, et que la punition suive promptement les délits.

287. Aucun Espagnol ne pourra être arrêté, sans une information sommaire et préalable sur l'action pour laquelle il aura encouru, d'après la loi, une peine corporelle, et sans une ordonnance par écrit du juge, qui lui sera notifiée au moment de son arrestation.

288. Toute personne devra obéir à ces ordonnances : la moindre résistance sera réputée un délit grave.

289. S'il y a résistance, ou s'il y a lieu de craindre que le prévenu ne cherche à se soustraire à la justice, on recourra à la force pour s'assurer de sa personne.

290. Avant d'être traduit dans les prisons, le prévenu sera présenté au juge, si rien ne s'oppose à ce qu'il reçoive sa déclaration; sinon, le prévenu sera conduit en prison et écroué, et le juge recevra sa déclaration dans les vingt-quatre heures.

291. Le prévenu fera sa déclaration sans aucun serment; cette formalité ne peut être exigée d'un accusé en matière criminelle et pour son propre fait.

292. Tout coupable pris en flagrant délit peut être arrêté et traduit devant le juge par qui que ce soit : il sera procédé en tout, tant pour la présentation au juge que pour l'écrou, conformément aux dispositions des art. 290 et 291.

293. Si le prévenu est envoyé en prison, ou si sa détention est confirmée par le juge, il en sera dressé acte motivé; copie en sera remise au geolier, qui en fera l'insertion au registre des écrous : sans cette formalité expresse, les geoliers ne pourront recevoir aucun détenu, et ce, sous la plus sévère responsabilité.

294. Ne seront saisis les biens du détenu, que lorsqu'il s'agira d'un délit entraînant une responsabilité pécuniaire, et seulement pour la valeur des sommes dont il est responsable.

295. Celui qui fournira caution ne sera incarcéré que dans les cas où la loi défend expressément d'admettre caution.

296. En tout état de cause, le détenu sera mis en liberté sous caution, s'il ne paraît pas y avoir lieu à l'application d'une peine corporelle.

297. Les prisons sont établies pour s'assurer des détenus, et non pour les tourmenter ; c'est pourquoi le geolier devra les tenir en bonne et sûre garde, en séparant ceux qui, d'après les ordres du juge, ne doivent avoir aucune communication entre eux; mais il ne retiendra personne dans des basses fosses, ni dans des endroits malsains.

298. La loi déterminera les visites que l'autorité compétente sera chargée de faire dans les prisons : aucun prisonnier, sous aucun prétexte, ne pourra y être soustrait.

299. Tout juge ou tout geolier qui, à ces visites, violerait une des dispositions énoncées dans les art. ci-dessus, sera puni comme coupable de détention arbitraire. Le code criminel spécifiera ce délit.

300. Dans les vingt-quatre heures, il sera donné à tout accusé détenu, connaissance officielle des motifs de son arrestation, ainsi que du nom de son accusateur, s'il y en a un.

301. Avant de recevoir la déclaration de l'accusé, toutes les pièces de la procédure lui seront lues, ainsi que les dépositions et le nom des témoins; si le nom des témoins ne suffit pas à l'accusé pour les reconnaître, on lui fournira tous les autres renseignemens qu'il demandera.

302. A commencer de cette lecture, le procès sera instruit publiquement, de la manière et dans les formes déterminées par les lois.

303. La torture et la contrainte ne seront employées en aucun cas.

304. Il ne pourra non plus être prononcé de confiscation de biens.

305. Aucune peine, pour quelque délit que ce soit, ne s'étendra, en aucune sorte, à la famille du coupable; la punition ne frappe que celui qui l'a encourue.

306. Le domicile d'aucun Espagnol ne pourra être violé, si ce n'est dans les cas prévus par la loi, pour le maintien du bon ordre et la sûreté de l'Etat.

307. Si, dans la suite, les cortès pensent qu'il doive y avoir une distinction entre les juges du fait et du droit, ils établiront cette différence dans la forme qui leur paraîtra convenable.

308. Si, dans des circonstances extraordinaires, la sûreté de l'Etat exigeait que quelques-unes des formalités prescrites dans ce chapitre pour l'arrestation des prévenus, fussent suspendues dans toute la monarchie ou dans une partie seulement, les cortès auront le droit de décréter cette suspension pour un temps limité (1).

(1) On voit que les Espagnols pourront avoir aussi leurs *lois d'exception*; mais au moins ce principe est consacré par leur Charte.

TITRE VI.

Du gouvernement intérieur des provinces et des villes.

CHAPITRE PREMIER.

Des conseils de ville.

309. Pour le gouvernement intérieur des villes, il sera établi des conseils municipaux, composés de l'alcade ou des alcades, s'il y en a plusieurs, des régidors et du procureur-syndic, et présidés par le chef politique, s'il y en a un, et, à défaut d'autre chef supérieur, par l'alcade ou l'alcade le plus ancien, s'il y en a deux.

310. Il sera établi des conseils municipaux dans les villes qui n'en ont point et qui doivent en avoir, c'est-à-dire dans toutes celles dont la population, y compris celle du territoire, s'élève à mille habitans; le ressort de chaque ville sera également déterminé.

311. Les lois détermineront le nombre des citoyens de chaque classe qui composeront ces conseils municipaux, proportionnellement à la population.

312. Les alcades, les régidors et les procureurs-syndics, seront nommés par les habitans; les régidors actuels et autres fonctionnaires qui occupent des places à vie dans les conseils municipaux, quels que soient leur titre et leur dénomination, cesseront leurs fonctions dès à-présent.

313. Au mois de décembre, chaque année, les citoyens de chaque ville se réuniront pour élire, à la pluralité des voix, un nombre déterminé d'électeurs, proportionnel à la population : les électeurs devront être choisis parmi les

citoyens, ayant le libre exercice de leurs droits, et domiciliés dans la ville même.

314. Les électeurs nommeront, dans le courant du même mois de décembre, à la pluralité absolue des suffrages, un ou deux alcades, les régidors, et un ou deux procureurs-syndics, qui devront entrer en exercice le premier janvier suivant.

315. Les fonctions des alcades ne durent qu'un an; les régidors seront renouvelés par moitié chaque année, ainsi que les procureurs-syndics dans les villes qui en ont deux : s'il n'y en a qu'un, il sera renouvelé tous les ans.

316. Toute personne qui aura exercé un de ces emplois, ne pourra être réélue, ni pour l'un ni pour l'autre, qu'après un intervalle de deux ans au moins.

317. Pour être élu alcade, régidor ou procureur-syndic, il faut être citoyen, exercer ses droits, être en outre âgé de vingt-cinq ans passés, résider et avoir son domicile dans la ville depuis au moins cinq ans. Les lois déterminent les autres qualités exigées de ces fonctionnaires.

318. Aucun employé public nommé par le Roi, et actuellement en exercice, ne pourra être alcade, ni régidor, ni procureur-syndic : ne sont pas compris dans cette exception ceux qui servent dans les milices nationales.

319. Ces emplois municipaux sont des charges communales dont personne ne pourra se dispenser sans une cause reconnue légitime.

320. Dans chaque conseil de ville il y aura un secrétaire nommé par le conseil à la pluralité absolue des suffrages, lequel sera payé sur les fonds communaux.

321. Les conseils de ville sont chargés :

1°. De la police sanitaire et de tout ce qui a rapport au bonheur des citoyens;

2°. De seconder l'alcade dans les mesures relatives à la sûreté des personnes et des propriétés des habitans, et au maintien de l'ordre public;

3°. De l'administration et de l'emploi des fonds communaux et des deniers d'octroi, conformément aux lois et aux règlemens, à la charge par eux de nommer un caissier de la gestion duquel seront responsables ceux qui l'auront nommé;

4°. De répartir et de recouvrer les contributions, et d'en effectuer le versement dans les caisses respectives;

5°. De surveiller les écoles primaires et autres établissemens d'éducation entretenus aux frais de la ville;

6°. De surveiller les hôpitaux, les hospices, les maisons d'enfans-trouvés, et autres établissemens de bienfaisance, en se conformant aux règles qui leur seront prescrites;

7°. De la construction et de la réparation des routes, chaussées, ponts et prisons; de l'entretien des *sierras* et plantations communales, et des établissemens publics d'un usage nécessaire ou utile ou d'agrément;

8°. De dresser les ordonnances municipales, et de les présenter à l'approbation des Cortès par l'entremise de la députation provinciale, qui y joindra son avis;

9°. D'encourager l'agriculture, l'industrie et le commerce, selon l'intérêt et la situation des lieux, autant qu'il sera utile et avantageux de le faire.

322. S'il s'agissait de former quelque établissement d'une utilité commune, et que l'insuffisance des fonds communaux rendît indispensable l'établissement des octrois, les conseils de ville ne pourront le faire sans en avoir obtenu l'a-

veu des Cortès par l'entremise des députés provinciaux. Néanmoins dans le cas d'urgence, les conseils de ville pourront les établir provisoirement, avec le consentement de la députation provinciale, en attendant la décision des Cortès. Ces octrois seront administrés de la même manière que les fonds communaux.

323. Les conseils de ville dirigeront tout ce qui concerne leurs attributions sous la surveillance des députés de la province, auxquels ils rendront tous les ans un compte justificatif des fonds publics reçus et dépensés.

CHAPITRE II.

Du gouvernement des provinces, et des députations provinciales.

324. Chaque province sera, pour le civil, gouvernée par un chef supérieur, à la nomination du Roi.

325. Dans chaque province une députation, dite *députation provinciale*, sera chargée, sous la présidence du chef supérieur, de toutes les mesures propres à assurer la prospérité.

326. Cette députation sera composée du président, de l'intendant, et de sept membres élus dans la forme dont il sera parlé plus bas, sauf les changemens ultérieurs que pourront apporter les Cortès dans sa composition numérique, selon qu'ils le croiront convenable, ou que les circonstances pourront l'exiger, lorsqu'il aura été statué sur la nouvelle division des provinces, conformément aux dispositions de l'art. 11.

327. La députation provinciale sera renouvelée tous les deux ans par moitié, c'est-à-dire, que la moitié plus un

sortira à la première élection, et le reste à l'élection suivante; ainsi de suite.

328. Ces députés seront nommés par les électeurs d'arrondissement, dans le jour qui suivra l'élection des députés aux Cortès, et dans le même ordre.

329. Trois suppléans pour chaque députation seront nommés à la même époque et dans la même forme.

330. Pour être nommé à la députation provinciale, il faut être citoyen, exercer ses droits, être âgé de plus de vingt-cinq ans, être né dans la province, ou y faire sa résidence depuis au moins sept ans, et jouir d'un revenu capable de prouver une existence indépendante. Les personnes qui occupent des emplois à la nomination du Roi, comme il est dit à l'art. 318, n'ont nul droit à ces fonctions.

331. Nul ne pourra être réélu, s'il ne s'est écoulé au moins quatre années depuis l'expiration de ses premières fonctions.

332. Quand le chef supérieur de la province ne pourra présider la députation, il sera remplacé par l'intendant, et à son défaut par le plus ancien député.

333. La députation nomme son secrétaire, dont les appointemens sont pris sur les fonds publics de la province.

334. La députation tiendra au moins, chaque année, quatre-vingt-dix séances, aux époques les plus convenables. Dans la péninsule, ces députations devront être réunies le premier mars, et dans les provinces d'outre-mer, le premier juin.

335. Elles demeurent chargées, 1°. de vérifier et d'approuver la répartition des contributions à payer par la province entre les villes dont elle se compose;

2° De veiller au bon emploi des fonds publics de chaque

ville, d'en vérifier et d'en arrêter les comptes, avant qu'ils soient soumis à l'autorité supérieure, et de faire en sorte qu'ils soient établis en tout et partout, conformément aux lois et aux règlemens;

3°. D'avoir soin qu'il soit établi des conseils de ville partout où le demandent les dispositions de l'article 310;

4°. De proposer au gouvernement l'établissement des impôts communaux, qui pourraient devenir nécessaires pour des fondations ou des réparations d'une utilité commune pour la province, à l'effet d'obtenir l'autorisation des Cortès. Dans les provinces d'outre-mer, si l'urgence ne permet pas d'attendre la décision des Cortès, la députation pourra, moyennant le consentement formel du chef de la province, établir tout de suite l'impôt nécessaire, et en rendra compte sans aucun délai au gouvernement, afin que cette mesure provisoire soit soumise à l'approbation des Cortès. Pour percevoir l'impôt communal, la députation nommera un dépositaire dont elle sera responsable; et les comptes de l'emploi des fonds qui en seront provenus, après avoir été vérifiés par la députation, seront envoyés au gouvernement qui les fera reconnaître, et les soumettra, accompagnés de ses observations, à l'approbation des Cortès;

5°. De tenir la main à ce que l'éducation de la jeunesse soit conforme aux plans approuvés; de favoriser l'agriculture, l'industrie et le commerce, en protégeant les auteurs des découvertes nouvelles dans l'une ou l'autre de ces trois branches de la prospérité publique;

6°. D'éveiller l'attention du gouvernement sur les abus et désordres qu'elles pourront découvrir dans l'administration des deniers publics;

7° De procéder à la statistique des provinces;

8°. De veiller à ce que les œuvres pies et les établissemens de bienfaisance remplissent le but respectif de leur fondation, et de proposer au gouvernement les mesures qui leur paraîtront convenables pour la réforme des abus dans cette matière;

9°. D'instruire les cortès des infractions à la constitution commises dans la province;

10°. Les députations des provinces d'outre-mer veilleront à l'économie, à l'ordre et aux progrès des missions chargées de la conversion des Indiens infidèles : les directeurs de chaque mission seront tenus de leur rendre compte de leurs opérations à cet égard, afin de prévenir les abus, et les députations en donneront une connaissance détaillée au gouvernement.

336. Si une députation provinciale abuse de ses pouvoirs, le Roi aura le droit de suspendre de leurs fonctions les membres qui la composent, en donnant connaissance aux cortès de cette mesure et des motifs qui l'ont provoquée, pour qu'il soit statué par eux ce qu'il conviendra. Pendant la durée de cette suspension, les députés suppléans entreront en exercice.

337. Tous les membres des conseils de ville et des députations provinciales, avant d'entrer en fonctions, prêteront serment, les premiers entre les mains du chef politique, s'il y en a un, ou, à son défaut, du premier alcade, et les autres entre les mains du chef supérieur de la province, de maintenir la constitution politique dans la monarchie espagnole, d'observer les lois, d'être fidèles au Roi, et de remplir scrupuleusement les obligations imposées par leur charge.

TITRE VII.

Des Contributions.

CHAPITRE UNIQUE.

338. Les cortès établiront ou confirmeront chaque année les contributions, directes et indirectes, générales et provinciales ou communales; les anciennes impositions sont provisoirement maintenues, jusqu'à ce qu'il y soit dérogé ou qu'il en soit établi de nouvelles.

339. Les contributions seront réparties entre tous les Espagnols d'une manière proportionnée aux facultés de chacun, sans exception et sans privilége de personnes.

340. La quotité des contributions sera en proportion des dépenses décrétées par les Cortès, pour le service public, dans toutes les branches de l'administration.

341. Pour que les Cortès puissent fixer les dépenses de chaque branche du service public, et déterminer les contributions nécessaires pour les acquitter, le ministre des finances devra leur présenter, aussitôt après leur réunion, le budget général des fonds présumés nécessaires, dressés d'après les budgets particuliers fournis par chaque ministère.

342. Le ministre des finances joindra à ce budget général le plan des contributions à lever pour fournir aux dépenses.

343. Si le Roi pense qu'une contribution est onéreuse ou préjudiciable, il en avisera les cortès par l'intermédiaire du ministre des finances, qui leur proposera en même temps le mode d'impôt que le Roi aura cru convenable de substituer.

344. La quotité de la contribution directe étant arrêtée,

les Cortès en approuveront la répartition entre les provinces, suivant les revenus individuels ou territoriaux de chacune, d'après les renseignemens donnés sur ce sujet par le ministre des finances.

345. La trésorerie générale de toutes les Espagnes sera chargée du maniement de tous les revenus publics destinés au service de l'Etat.

346. Chaque province aura un trésorier chargé de recevoir tous les fonds perçus pour le trésor public, et de correspondre avec la trésorerie générale, à la disposition de laquelle il tiendra tous ses recouvremens.

347. Aucun paiement ne sera admis en compte au trésorier général, s'il n'a été fait en vertu d'un décret du Roi, contresigné par le ministre des finances, et dans lequel la nature de la dépense, et le décret des Cortès qui l'a autorisée, soient relatés.

348. Pour que la trésorerie générale puisse dresser ses comptes avec l'exactitude nécessaire, il lui sera fourni des états détaillés des recettes par la chambre des comptes des revenus publics, et des états détaillés des dépenses par la chambre des comptes, chargée de la vérification des dépenses.

349. Les attributions spéciales de ces chambres seront réglées par une instruction particulière.

350. Il sera établi, par une loi spéciale, une grande chambre des comptes chargée de vérifier tous les comptes relatifs aux deniers publics.

351. La comptabilité de la trésorerie générale, qui devra comprendre le produit et l'emploi annuel de toutes les contributions et de tous les revenus publics, aussitôt qu'elle aura reçu l'approbation définitive des Cortès, sera impri-

mée, publiée et adressée aux députations des provinces et aux conseils de ville.

352. La comptabilité des dépenses de chaque ministère sera imprimée et publiée de la même manière.

353. Le maniement des finances sera toujours indépendant de toute autre autorité que celle qui en est chargée par la constitution.

354. Les douanes seront établies seulement dans les ports de mer et sur les frontières; mais cette disposition demeurera suspendue jusqu'à ce que les Cortès décident qu'il y a lieu à la mettre en vigueur.

355. La dette publique reconnue sera un des premiers objets de l'attention des Cortès, qui veilleront, avec le plus grand soin, à son extinction progressive, ainsi qu'au paiement des pensions à leur échéance, et statueront sur tout ce qui concerne la direction de cette branche importante de l'administration, tant par rapport aux chambres respectives des comptes, que relativement aux mesures nécessaires et dont l'exécution sera absolument indépendante de la trésorerie générale.

TITRE VIII.

De la force militaire nationale.

CHAPITRE PREMIER.

Des troupes permanentes.

356. Il sera établi une force militaire nationale et permanente de terre et de mer, pour la défense extérieure de l'Etat, et la conservation de l'ordre dans l'intérieur.

357. Les Cortès fixeront annuellement le nombre de

troupes nécessaires selon les circonstances, et détermineront le mode de recrutement le plus convenable.

358. Les Cortès fixeront aussi le nombre de vaisseaux de la marine militaire qui devront être et rester armés.

359. Les Cortès règleront par ordonnance tout ce qui est relatif à la discipline, à l'ordre de l'avancement, à la solde, à l'administration, et à la bonne constitution de l'armée et de la flotte.

360. Des écoles militaires chargées de l'enseignement et de l'instruction des différentes armes de l'armée de terre et de mer, seront instituées.

361. Aucun Espagnol ne peut se dispenser du service militaire auquel la loi l'appelle.

CHAPITRE II.

Des milices nationales.

362. Il y aura dans chaque province des corps de milices nationales formés par les habitans, selon les besoins et la population de chaque province.

363. Une ordonnance particulière règlera le mode de formation de ces milices, leur nombre, et l'administration de ce qui y est relatif.

364. Le service de ces milices ne sera pas continuel; il n'aura lieu que lorsque les circonstances l'exigeront.

365. Le Roi, dans les cas extraordinaires, pourra disposer de cette force dans l'intérieur de la province respective; mais il ne pourra s'en servir à l'extérieur sans l'autorisation des Cortès.

TITRE IX.

De l'instruction publique.

CHAPITRE UNIQUE.

366. Il sera établi dans toutes les villes, bourgs ou villages de la monarchie, des écoles primaires, dans lesquelles les enfans apprendront la lecture, l'écriture, l'arithmétique et le catéchisme de la religion catholique : il sera joint à cet ouvrage une courte exposition des devoirs du citoyen.

367. Il sera établi également le nombre d'universités et d'autres établissemens d'instruction publique, jugé nécessaire pour l'enseignement des sciences exactes, de la littérature et des belles-lettres.

368. Le plan général de l'enseignement sera uniforme dans tout le royaume ; et la constitution politique de la monarchie sera expliquée dans toutes les universités et tous les établissemens littéraires où l'on enseignera les sciences ecclésiastiques et politiques.

369. Une direction générale des études, composée de personnes d'une instruction profonde, sera chargée, sous l'autorité du gouvernement, de l'inspection de l'enseignement.

370. Les Cortès règleront, par des plans et des statuts particuliers, ce qui sera relatif au grand objet de l'instruction publique.

371. Tout Espagnol peut écrire, faire imprimer et publier ses idées politiques, sans avoir besoin de permission et

sans révision ou approbation antérieure à la publication, sauf la responsabilité et les réserves établies par les lois (1).

TITRE X.

De l'observation de la Constitution, et du mode de procéder pour y faire des modifications.

CHAPITRE UNIQUE (2).

372. Les premières séances des Cortès seront employées à l'examen des infractions de la constitution qui leur auront été dénoncées, afin d'y apporter le remède convenable, et de faire peser la responsabilité sur les contrevenans.

373. Tout Espagnol a le droit de faire des représentations aux cortès ou au roi pour réclamer l'observation de la constitution.

374. Toute personne nommée à un emploi public, civil, militaire ou ecclésiastique, avant d'en prendre possession, prêtera serment d'observer la constitution, d'être

---

(1) *Sauf la responsabilité et les réserves!* Hélas! quoique arrivés plus tard, les Espagnols ne sont pas plus savans que nous sur les moyens d'établir enfin la liberté de la presse. Avec des restrictions, que ne peut-on pas faire et dire!

(2) Nous voilà arrivés à la fin de notre tâche. Le titre X et dernier serait très-sage, si la constitution offrait, avec les garanties qu'elle donne pour sa conservation, les moyens d'exécution nécessaires; mais elle n'en offre aucun, et rien n'est prévu pour les cas de troubles, de révolte, d'insurrection : aucune force n'est organisée pour réprimer les séditions populaires ou les forfaitures des souverains cortès. Si jamais ils sont composés d'anges, nul doute que tout n'aille bien; sinon, non.

fidèle au roi, et de remplir ses fonctions comme elle le doit.

375. Pendant les huit premières années qui suivront la mise en vigueur de la constitution dans toutes ses parties, il ne pourra être proposé aucune altération, addition ou réforme dans aucun de ses articles.

376. Pour pouvoir faire quelque altération, addition ou réforme dans la constitution, il faudra que la députation qui aura à s'en occuper définitivement, soit revêtue d'un pouvoir spécial pour cet objet.

377. Toute proposition tendante à réformer quelque article de la constitution, devra être faite par écrit, signée et appuyée par vingt députés au moins.

378. Cette proposition ainsi faite sera lue trois fois, à six jours de distance chacune; après la lecture, il sera délibéré s'il y a lieu ou non à l'admettre à la discussion.

379. Dans le cas d'admission, il sera procédé de la même manière qu'il est prescrit pour la formation des lois; après quoi il sera mis aux voix pour savoir s'il y a lieu à la reproduire dans la députation générale de l'année suivante : l'affirmative sera déterminée par les deux tiers des suffrages.

380. La députation générale de l'année suivante, après avoir rempli les mêmes formalités dans toute leur étendue, pourra déclarer, moyennant les deux tiers des suffrages, dans quelle année de sa session, les pouvoirs spéciaux pour opérer la réforme proposée, devront être délivrés aux députés.

381. Cette délibération sera aussitôt publiée et communiquée à chaque province; et selon l'époque à laquelle elle aura lieu, les cortès détermineront si c'est la députa-

tion immédiate, ou la suivante, qui devra être investie des pouvoirs spéciaux.

382. Ces pouvoirs seront délivrés par les assemblées électorales de province ; à cet effet on ajoutera aux pouvoirs ordinaires la clause suivante :

« Ils leur confèrent en outre un pouvoir spécial pour « faire dans la constitution la réforme dont il est question « dans le décret des cortès dont la teneur suit (mettre ici « le texte de ce décret): le tout conformément à ce qui « est prévu par ladite constitution ; s'obligeant formelle- « ment de tenir pour constitutionnel ce qu'ils statueront, « en vertu des présens pouvoirs. »

383. La réforme proposée sera de nouveau discutée ; et si elle est approuvée par les deux tiers des députés, elle deviendra loi constitutionnelle de l'Etat, et sera proclamée comme telle dans les cortès.

384. Le décret de réformation sera présenté au roi par une députation, pour qu'il le fasse publier et communiquer à toutes les autorités et dans toutes les villes de la monarchie.

Cadix, le 18 mars 1812.

Signatures des députés aux Cortès.

En conséquence, mandons et ordonnons à tous Espagnols, nos sujets, de quelque classe et condition qu'ils soient, de maintenir et observer la constitution ci-dessus, comme loi fondamentale de la monarchie ; mandons à tous tribunaux, cours de justice, à tous chefs, gouverneurs et autres autorités, tant civiles que militaires ou ecclésiastiques, de toutes classes et de toute dignité, d'observer et de faire observer ladite constitution dans tout son contenu, de tenir la main à son exécution, et de faire tout ce qui est nécessaire à son accomplissement, en la faisant imprimer, publier et connaître dans tous les lieux de leur ressort.

Signatures des membres de la Régence.

Telle était la constitution présentée par les Cortès, et qu'ils voulurent imposer à Ferdinand quand les événemens de la guerre le rendirent à ses peuples. Comme nous l'avons déjà dit, une partie des membres de cette assemblée était républicaine, une partie était secrètement favorable à l'usurpateur, l'autre aimait et voulait son Roi; de-là cette confusion de principes et d'institutions inconciliables qui forment la constitution qu'on venait de fabriquer. La captivité du prince, par suite de la perfidie de Bonaparte, ne l'avait pas affranchi du serment qu'il avait prêté en montant sur le trône, de maintenir les lois du pays, lois que la constitution qu'on lui présentait ruine dans leur principe; d'ailleurs il s'en fallait de beaucoup que cette constitution eût l'assentiment unanime des Cortès; elle n'était qu'une sorte de transaction entre les partis qui s'étaient fait des concessions momentanées, pour gagner du temps, et arriver plus sûrement au but qu'ils se proposaient. D'un autre côté, le Roi ne pouvait, sans une sorte d'ingratitude, repousser le vœu sinon réel, au moins apparent d'une assemblée qui, tout en allant au-delà de ses pouvoirs par la création d'une CONSTITUTION pour laquelle elle n'avait point de mission, avait néanmoins contribué à la défense commune et au salut de l'Espagne. Néanmoins pouvait-il accepter des mains de cette assemblée, et comme une grâce spéciale, une couronne que rien n'avait pu ni dû lui faire perdre? C'eût été reconnaître et confirmer la *déchéance* que Bonaparte avait prononcée contre lui; le Roi d'Espagne, au lieu de remonter sur le trône des Bourbons ses aïeux, n'aurait plus été que le successeur de Joseph Bonaparte. Il fallut trancher le nœud gordien; Ferdinand reprit son trône, et promit d'accepter une constitution, à la rédaction de laquelle il se réservait néanmoins de concourir pour la part que le monarque doit avoir dans la confection des lois fondamentales ou autres.

Dans l'Etat où se trouvait ce malheureux pays, il était impossible de s'occuper d'une réforme radicale dans les lois, avec ce calme et cette sagesse qui en assure le succès et la durée. L'assemblée des Cortès devint une arêne où les combats ne se bornaient plus aux emportemens des orateurs; les violences et les voies de fait s'y renouvelaient chaque jour. Il fallut les dissoudre; mais la résistance fut terrible, et le gouvernement se trouva dans la cruelle nécessité de sévir contre d'anciens serviteurs comme envers ceux qui l'avaient trahi. L'exil fut prononcé contre les plus mutins des libéraux, comme il l'avait été contre les traîtres *joséphinos*. Mais, en Espagne comme en France, il n'y a que les morts qui ne reviennent pas. Les bannis conservèrent des intelligences; des correspondances criminelles furent saisies. L'intérieur de l'Espagne était loin d'être rendu à la paix. Les flots, longtemps soulevés par les tempêtes, restent agités long-temps encore après que les vents sont apaisés. Quand une population entière abandonne ses habitudes, quitte ses travaux pour courir aux armes, il est rare qu'à la paix tous veulent retourner à leurs anciennes occupations. La vie licencieuse des camps, surtout parmi des milices volontaires, rassemblées au hasard et sans discipline, fait perdre le goût du travail même aux plus laborieux. De grands talens naturels qui, sans la guerre, seraient à jamais demeurés inconnus, sont tout à coup révélés par une heureuse occasion, et allument dans les cœurs une ambition qui ne s'éteint plus. Aussi fut-il impossible au gouvernement espagnol de licencier entièrement les compagnies qui s'étaient levées spontanément pour la défense commune; on ne pouvait exiger impérieusement la remise des armes qu'on n'avait pas données; et tandis que la grande majorité des miliciens retournèrent dans leurs foyers, il resta toujours quelques bandes égarées. Les troupes régulières même, que la pénurie du trésor public ne permettait pas de récompenser généreusement, n'étaient pas même exactement payées. La crainte d'un embarquement pour des pays lointains, où les maladies dévoreraient ceux qu'aurait épargnés le fer de l'ennemi; les ambitions personnelles qu'il avait été impossible de satisfaire toutes, puisque le nombre de ceux qui avaient les mêmes droits surpassait infiniment celui des emplois à distribuer, tout concourait à entretenir une fermentation sourde. Obligé de sévir de temps en temps pour réprimer les complots, le gouvernement se montra trop sévère ou trop indulgent. Effrayé du grand nombre des coupables, le monarque n'osa ni frapper un grand coup, pour n'y plus revenir, ni pardonner sans retour. Des condamnations isolées, renouvelées de loin en loin, comme pour effrayer les mécontens, ne firent que les irriter en les tenant dans des terreurs perpétuelles. La crainte sans cesse existante de voir arriver son tour, porte l'homme à tout tenter pour sortir de cette cruelle situation, pire qu'une guerre déclarée. Le gouvernement espagnol aurait peut-être dû suivre, en pareil cas, le précepte d'un écrivain dont tant de gens parlent, et que si peu connaissent : il conseille *de ne point user de rigueur, si l'on peut s'en passer ; mais, si on y est forcé, il veut qu'on frappe d'un coup, sans tant traîner, et soudain qu'on rassure le monde, en lui disant que tout est fini.* En effet, on oublie si vite le mal d'autrui, quand on ne craint plus rien pour soi!

Il n'a donc pas été difficile, avec tant d'élémens de discorde, de susciter de nouveaux troubles dans ce pays encore tout ébranlé par ses récentes commotions. La manie des *constitutions* a franchi les Pyrénées comme elle a franchi le Rhin, et les peuples de la Péninsule, comme ceux de l'Allemagne se sont imaginé qu'après des siècles d'existence politique, ils n'étaient pas encore *constitués*. La révolte a commencé par les soldats et par cette partie de la population qui, dans tous les temps et dans tous les pays, a toujours été désignée sous un nom particulier. Elle a commencé par les soldats qu'on ne payait point; *pas d'argent, pas de Suisse*,

Et je sais même, sur ce fait,
Bon nombre d'hommes qui sont *Suisses*;

par le peuple, qui toujours inconstant, toujours avide de changement et de nouveauté, suivra en tout pays, le premier aventurier. En frappant sur un chaudron et criant LIBERTÉ par les rues, on ne manquera jamais d'un nombreux auditoire pour faire chorus; mais, comme dit le Dante,

Il popolo molte volte grida :
Viva la sua morte, e muoja la sua vita !

Souventefois le peuple crie :
Vive ma mort! meure ma vie!

Pour soulever cette population, foncièrement attachée à sa religion et à son Roi, les meneurs n'ont pas manqué de commencer tous leurs actes, toutes leurs proclamations par les mots *religion catholique, Roi Ferdinand*; mais ils savent bien, au fond, ce qui arrivera, quand la première assemblée sera réunie. Le prétexte du premier soulèvement était fort simple; on voulait être payé avant de s'embarquer pour l'Amérique d'où l'on n'espérait pas de jamais revenir. Bientôt les meneurs ont insinué aux mutins que s'ils avaient *une constitution*, ils auraient de l'argent en Espagne, et la paix avec les insurgés d'Amérique: en fallait-il davantage pour faire crier *argent et constitution*? N'est-ce pas avec de telles manœuvres que les *Cortès* de la *Convention nationale* insurgèrent, au 3 prairial (mai 1795), les faubourgs de Paris, qui se portèrent en armes aux Tuileries, en écrivant sur leurs chapeaux, sur leurs bannières*: Du pain et la constitution de* 1793! Rien de nouveau sous le soleil.

Trompé par ceux en qui sa confiance était placée, le monarque a ignoré, jusqu'au dernier moment toute l'étendue du mal. Les généraux qui lui avaient juré de comprimer la sédition, ont été les premiers à proclamer la *constitution ;* ils n'ont attendu que le temps nécessaire pour que la révolte pût éclater sur tous les points à la fois. Trahi, abandonné par ceux qu'il regardait comme ses plus dévoués serviteurs, le monarque avait deux partis à prendre : mourir en roi, ou s'emparer du mouvement universel, en se joignant à la marche du torrent. Il a pris ce dernier, et, dès-lors, tous les événemens qui ont précédé le 8 mars, jour où il a accepté la constitution, doivent changer de nom, et prendre désormais celui de RÉVOLUTION.

Dès le 3 mars, le Roi avait annoncé, dans un ordre envoyé au duc de St.-Fernando des dispositions propres à concilier les esprits. En voici la traduction :

« Depuis que la Providence, soutenant de sa protection spéciale cette nation brave et généreuse, qu'elle confie à mes soins paternels, et dont les hauts faits ont été l'admiration du monde, me rendit au trône des Espagnes, mon cœur ne respirant que le bonheur de mon peuple, a ardemment désiré de trouver les moyens de rétablir l'ordre dans toutes les branches de l'administration, et de guérir les plaies qu'une guerre désastreuse et sans exemple a faites au corps politique de l'Etat. Mais par malheur, les circonstances où se trouve l'Europe, les soins qu'exigeait l'état de nos colonies égarées, de ses riches et immenses possessions du Nouveau-Monde, partie aussi belle qu'intégrante de la monarchie espagnole ; la difficulté de remédier à des abus invétérés, tout en prévenant des innovations dangereuses et prématurées, dont quelques unes, quoique dictées par un zèle louable, ont fomenté l'esprit de parti, source des plus grands malheurs pour la société; et d'autres circonstances enfin qui apportent nécessairement du retard à des projets les plus sagement conçus, n'ont pas permis à mon cœur de jouir jusqu'à présent de cette consolation si impatiemment désirée.

« Convaincu en même temps que les meilleures dispositions deviennent infructueuses, lorsqu'elles sont prises isolément, je nourrissais depuis long-temps le projet d'un système général, uniforme et bien réglé, qui, combinant tous les intérêts et conciliant tous les esprits, pût réaliser mes vues et porter cette nation au haut degré de prospérité et de gloire qui doit être son partage. Et quoique de quel côté que je jette les yeux je voie le génie du mal inquiet et turbulent, inspirer partout des idées subversives et révolutionnaires (même chez les nations les plus éclairées), les forçant par là à prendre des mesures vigoureuses pour arrêter ses progrès ; je ne puis me défendre d'éprouver une satisfaction inexprimable lorsque j'aperçois le peuple espagnol, toujours loyal et constant, repousser noblement ses instigations et celles d'un petit nombre d'hommes, les uns séduits, d'autres entraînés malgré eux, qui ont cherché en vain à ébranler sa fidélité.

« C'est par cette fidélité de mon peuple vertueux, ce sont les sacrifices qu'il a faits pour ma personne avec un dévouement si rare et à des époques si difficiles, c'est surtout en prenant conseil de mon propre cœur, qui lui est si tendrement affectionné, que je veux redoubler d'efforts pour assurer son bonheur. L'organisation de l'armée, que des circonstances commandent impérieusement ; le rétablissement de l'ordre dans les finances, qui se ressentent du désordre général auquel on a cherché en vain à remédier, ainsi qu'aux abus introduits dans l'administration, d'où il est résulté que le peuple se trouve surchargé d'impôts; les délais qu'éprouve l'administration de la justice, malgré les lois sages et de vertueux magistrats; la décadence de l'agriculture et les entraves qui empêchent ses progrès, ainsi que ceux du commerce et de l'industrie, les trois sources de la richesse publique, ont enfin fixé mon attention, et réclament mes soins.

« Mais, pour atteindre le but qu'exigent le bonheur de mon peuple et mon amour pour lui, pour remédier à des maux dont une partie devait nécessairement échapper à la prévoyance du gouvernement, et dont l'autre a pris naissance dans les événemens antérieurs, soit que ceux-ci soient regardés comme une suite du bouleversement général, ou comme le résultat des passions viles, cette entreprise exige du calme et du repos, afin que les mesures à prendre soient dictées par la prudence, et afin de prévenir l'effervescence que, dans d'autres pays, les ennemis de l'ordre ont suscitée, présentant sous un faux jour le nom sacré de l'intérêt public, et exaltant l'imagination par des idées chimériques qui n'ont abouti qu'à produire le ressentiment des partis et le malheur des nations, qui ont toujours fini par en être les victimes.

« En conséquence, averti par de si malheureux exemples, j'ai vu avec plaisir que mes sujets fidèles et tranquilles attendent avec patience que je leur procure enfin les avantages et les bienfaits dont leurs vertus les rendent si dignes; et voulant accomplir mes intentions paternelles, d'accord avec l'avis de mon auguste frère l'infant don

Carlos et de la junte qu'il préside, et ayant égard à ce que vous m'aviez proposé précédemment, je veux que le conseil-d'état s'occupe immédiatement, suivant le but de son institution, d'examiner la forme et la manière dont il était composé autrefois, et en dernier lieu, pour me conseiller les moyens qu'il croira les plus propres pour remplir à l'avenir ses hautes fonctions; voulant pour cela qu'il soit divisé en sections auxiliaires au ministère, et qu'il me propose toutes les réformes qu'il jugera convenable au bien-être de la nation. Et, afin de compléter ces sections, qui devront être au nombre de sept, savoir: d'Etat, ecclésiastique, de législation, de finances, de guerre, de marine et d'industrie, vous me proposerez, outre les personnes qui composent actuellement mon conseil-d'Etat, d'autres qui soient connues par leurs lumières dans différentes parties de l'administration, qui méritent ma confiance et jouissent déjà de la considération publique.

« J'ordonne en outre, que vous fassiez connaître à mon conseil royal, et autres tribunaux, qu'ils doivent, suivant leurs attributions respectives, me proposer, avec cette sainte liberté à laquelle ils sont tenus, tout ce qu'ils jugeront convenable au bonheur de mes peuples dans l'un et l'autre hémisphères, et à l'éclat de ma couronne; prenant en considération les lois fondamentales de la monarchie et les changemens que le temps et les circonstances pourraient exiger au profit de l'Etat, afin que, donnant la sanction nécessaire aux mesures que l'on jugera utiles, elles deviennent un rempart inébranlable contre toute idée subversive, et qu'elles puissent procurer tous les avantages que l'on doit attendre de la sagesse d'un gouvernement éclairé.

« J'ordonne donc non-seulement, comme il vient d'être

dit, que les tribunaux supérieurs proposent ce qu'ils croiront utile, mais aussi que les universités, les corporations et tout individu quelconque adressent librement et franchement leurs idées et leurs propositions au conseil-d'Etat, afin que le concours de toutes les lumières produise le bien désiré. Et vous, qui m'avez donné si souvent des preuves éclatantes de votre attachement pour ma personne, et de zèle pour l'intérêt général, vous me soumettrez par votre ministère tout ce que mon conseil-d'Etat jugera à propos.

« Au palais, le 3 mars 1820.

« Paraphé de la main de S. M.

« *Au duc de San-Fernando.* »

Cette déclaration aurait pu arrêter les progrès de la révolution; mais il était trop tard. L'insurrection avait éclaté dans toutes les provinces : la constitution était proclamée dans toutes les villes principales : les proclamations des chefs insurgés conservaient néanmoins quelques égards et du respect pour le monarque; celle du seul Espoz-Mina, datée *du quartier-général de l'armée constitutionnelle du nord de l'Espagne*, dont il se disait le général en chef, renversait franchement cette barrière provisoirement conservée par les autres chefs. *Vraie sentinelle qui fait feu avant l'ordre*, Mina déclare *que le gouvernement éphémère et impuissant* DU PLUS INGRAT DES PRINCES *va disparaître devant les yeux des braves qui ont invoqué les noms sacrés de constitution et de Cortès.....* On reconnaît aisément, à ce langage, la source où

Mina venait de puiser. Evadé *miraculeusement* de Paris, où il avait obtenu une résidence et une pension, à condition de ne jamais prendre les armes contre son Roi, il avait traversé *miraculeusement* deux cents lieues de pays, sans que la haute police de surveillance soupçonnât, dit-on, son évasion; il venait de rentrer en Espagne, et cherchait à rallier les anciennes bandes qui marchaient sous ses ordres et ceux de son neveu Mina, fusillé depuis en Amérique, où il était allé se joindre aux insurgés.

Contraint par la marche rapide des événemens, et suivant le plan qu'il venait d'adopter, le Roi écrivit, le 5, aux divers *Conseils* qu'il avait établis par les décrets du 3 et du 4, et demanda leur avis sur les mesures qu'ils croyaient nécessaires d'adopter dans cette conjoncture extrême. Tous conclurent à une prompte convocation des Cortès. Le 6, le conseil-d'Etat exprima le même vœu, et le 7, une gazette extraordinaire publia le décret royal qui suit :

« Mon conseil royal et d'Etat ayant délibéré sur l'avantage dont pourroit être pour le bien de la monarchie la réunion des Cortès; partageant leur opinion et la trouvant conforme aux lois fondamentales dont j'ai juré le maintien, j'ordonne que les Cortès soient assemblés immédiatement. A cette fin, le conseil adoptera les mesures qu'il jugera les plus opportunes pour que ma volonté soit réalisée, et que les représentans légitimes de mes peuples soient entendus, après qu'ils auront été munis des pouvoirs nécessaires, conformément à ces mesures. Tout ce qu'exige le bien général étant ainsi accordé, ils me trouveront prêt à faire ce que demandera l'intérêt de l'Etat et le bonheur des peuples qui m'ont donné tant de preuves de leur loyauté. Pour atteindre ce but, le conseil me donnera son avis sur les doutes qui pourroient l'arrêter, afin qu'il n'y ait ni difficulté ni retard dans l'exécution du présent décret ».

Le même jour, à dix heures du soir, les principales autorités reçurent la communication suivante, qui parut dans une gazette extraordinaire publiée le 8 au matin :

Madrid, le 8 mars 1820.

Le Roi a adressé à tous les secrétaires d'Etat le décret suivant, dont voici la teneur :

« Pour éviter les retards que pourroient occasioner les doutes que le conseil éprouverait relativement à l'exécution de mon décret en date d'hier, pour la convocation immédiate des Cortès, et d'après le vœu général du peuple, je me suis décidé à prêter serment à la constitution promulguée par les Cortès généraux et extraordinaires en l'année 1812. »

Ces deux publications furent reçues par le peuple de Madrid avec de grandes démonstrations de joie. Les rues retentissaient des cris de *vive le Roi! vive la constitution!* Le Roi se montra plusieurs fois sur le balcon de son palais, et fut accueilli par des acclamations unanimes.

Pour donner une idée de la succession précipitée des événemens de la révolution, nous allons offrir une analyse des nouvelles publiées jusqu'à ce moment (28 mars) par les journaux de France.

Madrid 10 mars.

Depuis trois jours, cette capitale présente tous les soirs le spectacle d'une illumination générale.

Le 8, à midi, le général Ballesteros se rendant à l'hôtel-de-ville, le peuple a demandé qu'on rétablit l'*ayuntamiento*, ou le corps municipal tel qu'il existait en 1814, sous les Cortès. Le général s'en est retourné au palais, et, après avoir pris les ordres du Roi, est revenu installer *l'ayuntamiento*. Mais ce corps a exclu de son sein ceux des membres qui avaient adheré à l'abolition de la constitution (1).

Une députation de ce nouveau corps municipal s'est rendue au palais, et a assisté à la prestation du serment du Roi devant la junte provisoire. Le Roi s'est présenté sur le balcon, et a répété son serment devant le peuple assemblé. La députation est ensuite retournée à l'hôtel-de-ville, où le général Ballesteros et toutes les corporations de Madrid ont prêté le même serment entre les mains de *l'ayuntamiento*.

Hier, toute la garnison, en grande parade, a également juré la constitution.

Lors de la mise en liberté des détenus pour opinion publique, les malfaiteurs ont voulu profiter de l'occasion pour briser leurs fers : ils se sont jetés sur trois sentinelles, les ont désarmées et les ont tuées ; mais la garde étant accourue a fait une décharge de mousqueterie : dix-neuf fauteurs ont été tués, et les autres sont rentrés dans leurs prisons.

M. Garay est attendu d'un instant à l'autre ; il fait partie du nouveau ministère.

---

(1) Premier exemple de *l'union* et de *l'oubli* qu'on doit espérer sous le nouvel ordre de choses,

La première *Gazette extraordinaire* d'hier au soir portait : *de l'Imprimerie royale* ; la deuxième, publiée quelques heures plus tard, porte : *de l'Imprimerie nationale*.

Une *Gazette extraordinaire* qui a paru hier au soir, contient le décret important que voici :

ARTICLE OFFICIEL.

Le Roi, notre seigneur, a expédié le décret royal suivant :

« Ayant décidé, par décret du 7 mars, de prêter serment à la constitution publiée à Cadix par les Cortès généraux et extraordinaires dans l'année 1812, j'ai préalablement prêté ce serment devant une junte provisoire, composée de personnes désignées par la confiance du peuple, jusqu'à ce que les Cortès, qui doivent être convoqués d'après les règles établies par cette constitution, étant assemblés, ce serment puisse être solennellement renouvelé suivant les formes prescrites. Les membres qui composent la junte sont le révérend père en Jésus-Christ, cardinal de Bourbon, archevêque de Tolède, président ; le lieutenant-général D. Francisco Ballesteros, vice-président ; le révérend évêque de Valladolid, de Mechoacan ; D. Manuel Abad y Queipo ; D. Manuel Lardizabal ; D. Matheo Valdemoros ; D. Vincente Sancho, colonel des ingénieurs ; le comte de Taboada ; D. Francisco Crespo de Tejada ; D. Bernardo Tarrius et D. Ignacio Pesuela. Toutes les mesures qui seront prises par le gouvernement jusqu'à l'installation constitutionnelle des Cortès, seront discutées dans cette junte et ne seront publiées que de son avis. Vous le tiendrez pour entendu, et ce décret sera publié dans tout le royaume ».

Signé au palais, le 9 mars 1820.

A D. Joseph Garcia de la Torre.

Une seconde *Gazette extraordinaire* de la même date contient une amnistie générale.

« Le ministre de la guerre communique à tous les capitaines-généraux des provinces l'ordre royal suivant :

« Le secrétaire d'Etat et des dépêches me transmet aujourd'hui ce qui suit : S. M. a résolu qu'on mette immédiatement en liberté tous ceux qui sont emprisonnés ou détenus pour opinion politique, sur quelque point du royaume que ce soit. Ils pourront retourner à leurs domiciles respectifs, de même que tous ceux qui, pour les mêmes causes, se trouvent hors du royaume. La volonté de S. M. est que cette résolution soit transmise par voie extraordinaire à tous les capitaines-généraux, ce que, par ordre de S. M., je vous transmets pour vous y conformer, et pour le faire exécuter. Dieu vous garde maintes années ».

Madrid, 8 mars 1820.

La gazette ordinaire de Madrid, du 9 mars, contient encore cette ordonnance.

« Le Roi, notre seigneur, prenant en considération les preuves multipliées et constantes de fidélité et d'attachement à son auguste personne, que le lieutenant-général D. Francisco Ballesteros a toujours données ; et voulant reconnaître les services signalés qu'il a rendus à la nation dans tant de circonstances mémorables, a daigné le nommer général en chef de l'armée du centre, qui sera formée dans les Castilles ».

Les nouvelles de Madrid annoncent qu'il règne dans cette capitale moins de désordre qu'on en pouvait craindre dans un moment semblable. Les régimens de la garnison, même à l'instant de l'effervescence du 8 mars, avaient décidé qu'une garde choisie continuerait à veiller à la sûreté de la personne sacrée du roi. On a également eu des égards pour la reine, et pour toutes les personnes de la famille royale.

Les membres de la junte provisoire sont généralement des hommes connus par leur modération.

Il est sûr que la proclamation de la constitution n'a éprouvé nulle part le moindre obstacle; mais on n'a pu encore recevoir des détails de toutes les parties de la Péninsule.

A Pampelune, le vice-roi Espeleta, qu'on avait signalé comme adversaire implacable de la constitution, l'a lui-même proclamée à la tête de son état-major, probablement d'après les ordres du roi.

Nous avons reçu la nouvelle positive que la constitution a été proclamée dans la Catalogne et l'Aragon. Presque partout les autorités ont fait elles-mêmes cette publication, qu'il n'était plus en leur pouvoir d'empêcher.

A Barcelone, M. le capitaine-général Castanos, après avoir contenu le peuple par des promesses aussi long-temps qu'il le put, a dû céder à la force, n'ayant aucun moyen de répression. Il proclama lui-même la constitution, ayant à ses côtés l'évêque qui a donné sa bénédiction; il a dû, ainsi que son état-major et les troupes, qui consistent en 12 ou 1500 hommes, jurer d'y être fidèle; mais il s'est démis du commandement, que la junte, qu'il a cru devoir assembler, a conféré au général Villa Campa. Le peuple a délivré quelques personnes renfermées dans la citadelle pour opinions politiques, et a fait également sortir les prisonniers de l'Inquisition : on les a conduits dans la ville aux cris de *vive la constitution ! vive la religion ! vive le roi !* les papiers de ce tribunal ont été brûlés. Il paraît qu'il ne s'est pas commis d'autres désordres, les insurgés ont arboré la cocarde rouge, jaune et blanche.

Une proclamation de la junte de Barcelone invite les habitans à la tranquillité et à l'obéissance aux ordres du roi.

Les lettres de la Corogne, du 6 mars, annoncent la résolution des chefs de l'insurrection de la Galice, d'employer les moyens violens pour faire triompher la cause des Cortès, si le roi n'y accédait pas.

Le 12, le Roi, après avoir organisé le gouvernement provisoire et appelé autour de lui les partisans du nouvel ordre de choses, fit publier la proclamation suivante :

MANIFESTE DU ROI A LA NATION.

« Espagnols, quand vos efforts héroïques ont terminé la
« captivité dans laquelle me retenait la perfidie la plus
« inouïe, tout ce que j'entendis dire, en touchant de nouveau
« le sol de ma patrie, se réunissait pour me persuader que,
« la nation désirait voir rétablir la forme précédente du
« gouvernement ; et cette persuasion devait me décider à
« me conformer à ce qui me paraissait être le vœu presque
« général d'un peuple magnanime, qui, vainqueur de
« l'ennemi étranger, craignait les suites encore plus désas-
« treuses de la discorde intestine.

« Cependant, je ne me dissimulais pas que les progrès « rapides de la civilisation européenne, la diffusion uni- « verselle des lumières parmi les classes les moins élevées, « les communications plus fréquentes entre les divers pays « du globe, les étonnans événemens réservés à la généra- « tion actuelle, ont fait naître des idées et des désirs incon- « nus à nos ancêtres, et d'où il résulte des besoins nou- « veaux et impérieux ; je n'ignorais pas qu'il était indis- « pensable de conformer à ces élémens les institutions « politiques, afin d'obtenir cette harmonie entre les « hommes et les lois sur laquelle se fondent la stabilité et « le repos des sociétés.

« Mais pendant que je méditais mûrement avec toute « la sollicitude d'un cœur paternel les variations de notre « régime fondamental, pour chercher celles qui seraient « les plus conformes au caractère national, les plus con- « venables à l'état actuel des diverses parties de la monar- « chie espagnole, les plus analogues à l'organisation des « peuples éclairés, vous m'avez fait entendre vos vœux « pour le rétablissement de cette constitution qui fut pro- « mulguée à Cadix en 1812, au milieu du bruit des « armes ennemies et au moment où, à l'étonnement de « l'univers, vous combattiez pour la liberté de la patrie. « J'ai entendu vos vœux, et, comme un tendre père, « j'ai condescendu à ce que mes enfans croient le plus « convenable à leur félicité. J'ai juré cette constitution « que vos désirs appelaient, et j'en serai toujours le plus « ferme appui. J'ai déjà pris les mesures les plus opportunes « pour la convocation des cortès : dans leur sein, réuni à « vos représentans, je me réjouirai de concourir au grand « œuvre de la prospérité nationale.

« Espagnols, votre gloire est la seule que mon cœur « ambitionne. Tous les désirs de mon âme sont de voir « autour de mon trône les vrais Espagnols unis, paisibles et « heureux.

« Confiez-vous donc à votre roi qui, dans les circons- « tances où vous vous trouvez, vous parle avec une effusion « sincère, et avec le sentiment intime des grands devoirs « que la providence lui impose. Dès aujourd'hui votre « bonheur dépendra en grande partie de vous-mêmes. « Gardez-vous de vous laisser séduire par les trom- « peuses apparences d'un bien idéal qui souvent empêche « le bien réel. Evitez l'exaltation des passions, qui si « souvent transforme en ennemis des hommes qui devraient « vivre en frères, unis par le sentiment, comme ils le sont « par la religion, les mœurs et le langage. Repoussez les « insinuations perfides que vos ennemis déguisent sous le « masque de la flatterie. Marchons franchement, et moi le « premier, dans la voie constitutionelle; et en montrant à « l'Europe un modèle de sagesse, d'ordre et de modé- « ration dans une crise accompagnée de larmes et de « malheurs chez tant d'autres nations, faisons admirer et « révérer le nom espagnol, en même temps que nous fon- « derons pour des siècles notre félicité et notre gloire. »

Fait au palais de Madrid, 10 mars 1820.

(*De l'imprimerie Nationale.*)

Signé FERDINAND.

Depuis le 10 mars, les décrets se sont succédé sans interruption, tous dans le sens de cette proclamation. En voici les principaux objets : 1° Création d'un ministère des colonies; 2° Election des alcades pour toutes les villes de la monarchie; 3° Suppression dans toute la monarchie du tribunal de l'Inquisition, et mise en liberté de toutes personnes détenues pour opinions politiques ou religieuses ; 4° proclamation de la liberté de la presse, et création d'une junte *de censure*, mais qui n'exercera point son ministère préalablement à la publication des ouvrages; 5° Tous les principaux fonctionnaires publics sont remplacés par les partisans de la révolution : les officiers de la maison militaire le sont également pour la plupart ; 6° Tous les tribunaux, connus sous le nom de *conseils*, sont remplacés par le *tribunal suprême de justice ;* 7° Don Carlos, frère du roi, a été nommé généralissime de l'armée nationale, et a fait paraître une proclamation où il invite les soldats à l'obéissance au roi et à la constitution. Elle est terminée par ces mots : *vive le roi, vive la nation*, *vive la constitution ;* le roi est nommé le premier, tandis qu'il n'est nommé qu'en dernier dans toutes les proclamations des juntes provinciales. Ce n'est pas le seul symptôme de dissidence qui se fasse remarquer : il y a déjà eu des altercations très vives entre plusieurs membres du gouvernement provisoire; et dans plusieurs villes, des scènes où le sang coule, se renouvellent chaque jour.

Nous demanderons, maintenant, si c'est au 14 juillet ou bien au 4 août qu'est déjà parvenue la révolution d'Espagne ; si on la compare à la révolution française. Au 14 juillet, la bastille fut prise; mais le roi avait conservé son gouvernement, et une grande partie de son autorité : le 4 août, il avait renvoyé ses ministres pour les remplacer par des hommes nouveaux. L'Assemblée nationale rendit au moins autant de décrets en une séance, que le roi d'Espagne vient d'en rendre en quelques jours : on bouleversa, on ruina, on détruisit en quelques heures, sans rien mettre à la place, ce qu'il fallait reviser, corriger, amender, remplacer peut-être, mais avec réflexion et maturité. Et l'un des députés, dans l'enthousiasme de l'admiration, s'écriait : « *De tels biens pourraient-ils se faire jamais si rapidement partout ailleurs, que dans une assemblée nationale?* Hélas ! il ne croyait pas si bien dire, et à un mot près, il eût exprimé une grande vérité! il dut savoir, quand on le conduisit quatre ans après à l'échafaud, avec plusieurs de ses collègues, si ce sont des *biens* ou des *maux* que produisent ces subites et violentes opérations des assemblées révolutionnaires.

Les principaux auteurs de cette fameuse journée, amis du trône et de la nation, se croyaient arrivés au terme de la révolution, et se promettaient de travailler en paix à la nouvelle constitution; d'accord, jusque-là, avec des collègues moins sincères et plus ambitieux, ils proclamèrent, à l'unanimité Louis XVI *Restaurateur de la liberté*, comme l'on proclame aujourd'hui *Ferdinand Restaurador de la libertad*; mais, deux mois après, vinrent les journées des 5 et 6 octobre, journées où une multitude innombrable, précédée par des femmes et des hommes déguisés en femmes, envahit le palais de nos Rois, égorgea les gardes-du-corps, et entraîna la famille royale prisonnière à Paris. Les journaux d'alors publièrent que M. le marquis de La Fayette, commandant de la garde nationale parisienne, avait été forcé de marcher à la tête de cette multitude, qui d'abord ne demandait que du pain (il y avait une disette factice à Paris); de nombreux corps de la garde nationale étaient sous les armes; mais, ne recevant aucun ordre, ils restèrent spectateurs des désastres de cette journée. Aux yeux des Bailli, des Mirabeau, des Barnave, des Pétion, des Robespierre (nous ne nommons que les morts), cette journée fut *un beau jour* (Voyez le discours de Bailli au Roi, à son entrée à Paris), et cette multitude de révoltés était encore le *peuple souverain;* mais, aux yeux des Lally-de-Tolendal, des Mounier et des autres honnêtes gens de l'assemblée, ce n'était plus qu'une horde de cannibales; l'assemblée elle-même, cette auguste assemblée constituante, n'était plus qu'une *caverne de brigands.* C'est le nom que lui donna M. de Lally-Tolendal, dans une lettre où il justifiait sa retraite de l'assemblée et son émigration. Cette lettre mérite d'être lue en entier; elle se trouve à la page 129 de la dernière édition des *Réflexions de Burke sur la révolution de France* (1).

Beaucoup d'honnêtes gens se retirèrent de cette *caverne de brigands*; mais on ne continua pas moins à y forger une constitution. Plusieurs des membres les plus influens s'associèrent à un club qui s'intitulait par excellence, *la Société des amis de la constitution*, comme aujourd'hui certains hommes et certaines *réunions* s'intitulent *les amis de la Charte*, *les amis de la liberté de la presse*, etc. Elle s'acheva, cette constitution; mais pouvait-elle subsister? Dès le 7 octobre, beaucoup de

---

(1) Paris, A. Egron, rue des Noyers, n. 37.

députés avaient demandé des passeports, ou s'étaient retirés même sans passeports ; les autres se trouvaient dans une fausse position : divisés entre les idées monarchiques et les idées républicaines, ils ne pouvaient engendrer qu'un produit métis qui ne satisfaisait personne ; un fantôme de Roi ne pouvait contenter les royalistes, et les républicains se reprochaient de n'avoir *osé compléter le grand œuvre, en proclamant la république*, comme nous l'avons prouvé plus haut. Tous se hâtèrent donc de céder la place à leurs successeurs ; et loin d'ambitionner l'honneur de mettre en activité leur *machine constitutionnelle*, ils se bornèrent à la faire *accepter* par le Roi, prisonnier aux Tuileries, et beaucoup plus sévèrement détenu qu'auparavant, depuis le retour de Varennes, en juin 1791 ; ils se bannirent ensuite eux-mêmes de l'assemblée législative qui devait les remplacer. Cette assemblée se réunit, et bientôt le parti qui avait triomphé aux 5 et 6 octobre, succomba sous le parti qui triompha au 20 juin 1792, exactement de la même manière et par les mêmes moyens, malgré l'opinion de ceux qui répètent par écho, qu'*on ne voit jamais deux fois la même chose* en révolution, c'est-à-dire qu'une populace effrénée pénétra de vive force dans le palais de nos Rois, couvrit le monarque d'un bonnet rouge, et mit sur le char triomphal le parti des Roland, des Clavière, des Servant, qui renversaient alors le parti des Lameth, des Barnave, des La Fayette, dont le règne finit là, en attendant que le règne des Danton et complices vînt les venger deux mois après. On vit alors avec quel zèle les soi-disant *amis de la constitution* traitèrent leur *bonne amie!* Un an plus tard, le seul titre de *constituant* fut déclaré titre de proscription à la même tribune de cette même *société des amis de la liberté, séante aux Jacobins.*

Cette journée du 20 juin 1792 décida du sort de la monarchie. Le Roi n'exerça plus librement aucune des fonctions de monarque; tout lui était dicté par un ministère *sansculotte* (1), qui ne parlait plus qu'au nom de la nation; ses gardes-du-corps étaient licenciés; il avait une *garde constitutionnelle* qu'on ne lui laissa même pas; et le 10 août ne fit que disperser les débris d'un trône qui, ébranlé depuis trois ans, s'était écroulé le 20 juin.

Nous demandons maintenant aux gens de bonne ou de mauvaise foi, blancs ou rouges, de droite ou de gauche, si le prétendu monarque espagnol est plus libre, plus indépendant à Madrid que ne l'était aux Tuileries le vertueux Louis XVI? Déjà tous ses conseils sont changés, ses ministres rem-

---

(1) Ce fut à la vue de cette populace qui remplissait les Tuileries et la cour du Carrousel, qu'un personnage de distinction prononça le mot de *sans culottes.* Les séditieux s'emparèrent de ce mot et l'adoptèrent pour ralliement par la suite, comme, en 1566, les insurgés hollandais prirent pour titre d'honneur le nom de *Gueux* que leur avait donné un officier de la cour de Marguerite, gouvernante des Pays-Bas, devant laquelle ils parurent au nombre de trois cents, *tous en habits gris*, pour lui présenter une pétition. Ces Gueux firent frapper des médailles qui, d'un côté, portaient l'effigie de Philippe II, Roi d'Espagne, et de l'autre une besace et deux mains se tenant en forme d'alliance, avec cette inscription : *En tout fidèles au Roi jusqu'à porter la besace.* On sait comme ils tinrent parole. A la suite d'une orgie où Bréderode, leur chef, se couvrit d'une besace, les principaux conjurés, au nombre de plusieurs centaines, s'attachèrent tous une de ces médailles au cou, et burent à la ronde dans une écuelle de bois, en chantant: *Vivent les Gueux !*... Ce banquet ne fait-il pas songer à certain *banquet olympique* bien plus récent, et à la *médaille constitutionnelle ?* La ressemblance est frappante; excepté qu'au banquet du 8 février 1820, cinq jours avant l'assassinat du duc de Berry, on ne chanta point, et qu'on ne but à la santé de personne, pas même à celle du Roi.

placés, ses ambassadeurs rappelés, etc., etc. Nul doute que les conseillers, les ministres et tous ceux qui ont gagné à cette révolution, ne voulussent maintenant conserver les choses dans l'état où elles sont ; mais tous ceux qui n'y gagnent rien, et ce sont toujours les plus nombreux, ne s'en tiendront pas là ; ils crieront : *ôte-toi de là, que je m'y mette* (1). L'embarras des finances, déjà si grand, et l'une des principales causes de l'insurrection, sera la pierre d'achoppement de tous les gouvernemens qui vont se succéder : la misère du peuple augmentera ; il se plaindra ; les factieux s'empareront de son mécontentement, et ne pourront eux-mêmes le satisfaire qu'en créant des *milliards d'assignats*, en confisquant pour payer, en proscrivant pour confisquer, comme l'on *battait monnaie* sur la place de la Révolution.

Loin d'être rassurés sur ce qu'on ne voit point deux fois les mêmes choses en révolution, nous dirons qu'au contraire l'on voit toujours les mêmes choses, parce que par-tout et en tout temps, les hommes sont les mêmes, ont les mêmes passions ; et qu'une fois la digue rompue, il faut que le torrent suive son cours, en submergeant les premiers ceux qui, les premiers, ont eu l'imprudence de travailler à la sape.

Dî, prohibete minas !
Dieux ! ô Dieux ! écartez ces fléaux inhumains !

---

(1) Le *droit de parvenir également* à tous les emplois n'est que *viande creuse* pour qui n'y parvient pas ; et chacun doute encore moins de ses talens que de ses droits.

POST-SCRIPTUM.

7 avril 1820.

Comme nous l'avons dit, il y a quinze jours, en commençant cet ouvrage, *consummatum est*, le grand œuvre est accompli! La force des choses triomphe de tous les calculs des esprits prévenus ou systématiques; la *révolution* d'Espagne continue à *rouler*. Comme en France, en 1789, déjà quelques-uns des premiers révolutionnaires ne sont plus à *la hauteur* des circonstances; plusieurs ont été destitués après quatre, six ou huit jours d'exercice de leurs fonctions éphémères; et la révolution, suivant sa marche naturelle, inévitable, écrase les hommes modérés, pour les remplacer par les hommes violens.

Nous avons annoncé que telle serait cette révolution d'Espagne, quand même elle ne rencontrerait point d'obstacles, quand elle serait l'effet d'un aveuglement général et le résultat nécessaire de la disposition du peuple, en tous les pays du monde, à désirer du nouveau. Mais nous avons prévu aussi le cas où cette révolution ne serait que l'œuvre d'une faction. Nous n'avions pas oublié qu'au 20 mars 1815, on osa représenter le triomphe de l'usurpateur comme l'accomplissement du vœu national; nous n'avions pas oublié que *les cris d'une soldatesque effrénée*, comme le disait alors le CENSEUR (1), en parlant des soldats qui ramenaient

---

(1) Journal qui se croit *républicain*, qui se dit *libéral*, et qui n'est que souverainement *niais*.

Napoléon de l'île d'Elbe, ne *sont pas les vœux de la nation.*

Les événemens n'ont déjà que trop justifié nos alarmes. Si des soldats ont violé leur serment de fidélité au Roi, d'autres soldats l'ont tenu avec une sorte de fureur : le sang a coulé et coule encore sur plusieurs points de l'Espagne. Cette *constitution*, si violemment réclamée par les uns, est hautement répudiée par les autres : la Biscaye ne s'est point déclarée encore, et elle résiste même à toute innovation : la Galice, province de quinze cent mille habitans, arme ses milices pour l'ancien ordre de choses, quoique la Corogne, sa ville principale, ait proclamé la constitution. Sur vingt autres points de l'Espagne, l'agitation est extrême, l'incertitude est générale.

Les soldats sont également incertains : les uns, après avoir arboré l'étendard de la révolte, semblent satisfaits depuis que le Roi a sanctionné leur rébellion par son *acceptation* forcée ; les autres restent dans cette inaction sans danger, qu'ils avaient préférée à une activité qui les aurait exposés à des périls certains ; et le reste prend parti pour ceux qui, à Cadix, ont fait feu sur les constitutionnels (1). Les généraux ne paraissent pas plus

---

(1) Cette affaire de Cadix est enveloppée de tant de ténèbres, qu'on ne saurait encore prononcer sans s'exposer à s'égarer étrangement. Ce qu'il y a de constant, c'est que le général Freyre, commandant pour le Roi, s'y rendit le 9 mars ; que l'agitation y était si considérable en faveur du nouvel ordre de choses, que ce général crut devoir promettre la proclamation de la constitution pour le 10 ou le 11 ; que le peuple se rassembla tumultueusement le 10, dans l'attente de cette prétendue fête ; que les soldats, sortant de leurs casernes, firent feu sur la multitude, tuèrent trois ou quatre cents personnes, et en blessèrent un millier ; que le peuple se vengea, les jours suivans, sur les soldats isolés ; et que la garnison a été changée.

d'accord entre eux. La méfiance règne partout, les dénonciations se multiplient. Les premiers qui ont trahi leurs sermens, accusent de trahison ceux qui ont paru, depuis, passer de leur côté. Les frères O' DONNEL (1) semblent réunis pour s'opposer à la révolution et délivrer le Roi. Nous serions portés à le croire, en lisant, dans un journal jacobin, de France, que *la révolte inconstitutionnelle de ces quatre frères n'est pas dangereuse, puisque déjà trois sont réunis dans un même lieu*, ce qui veut dire, sans doute, que trois LOUVELS en peuvent débarrasser les LIBERALÈS.

D'un autre côté, la révolution marche à grands pas : le Roi, captif à Madrid, rend toutes les ordonnances qu'on lui demande, et chaque jour le succès est pour les têtes les plus exaltées. Les *Mina*, les *Villa-Campa*, et autres partisans les plus *ultrà* de la révolution, qu'on avait d'abord laissés de côté, sont portés sur le pinacle. Cependant aucun ambassadeur étranger, excepté celui des Etats-Unis d'Amérique, n'a reconnu le nouvel ordre de choses. Les révolutionnaires en murmurent, et accusent hautement, non pas encore le monarque *nul* ou *inviolable*, mais les *ministres responsables*,

---

Cet événement rappelle celui de Paris au 12 juillet 1789, journée où les troupes de la garnison firent feu sur la canaille qui promenait les bustes de Necker et du duc d'Orléans par les rues de la capitale.

(1) Si on en peut croire les nouvelles, le comte de *l'Abisbal* serait à leur tête, le même que les journaux libéraux vantaient, il y a vingt jours, comme ayant renouvelé le rôle de Ney : trahison que nous avons révoquée en doute, comme on peut le voir à la page 7, où nous disons : « Si toutefois ce trait n'est pas une fable, pour parodier une scène du même genre où figura si honteusement un « général qui déshonora tous ses lauriers. »

en attendant qu'on accuse le monarque lui-même, malgré son inviolabilité.

A Barcelone, la populace s'est portée à l'hôtel de l'Inquisition, et a renouvelé le fameux pillage de la maison de St.-Lazare à Paris. Comme à Paris, on a accusé les cénobites de tous les crimes de lèze-nation, on a tout culbuté, tout brisé, tout brûlé ; et, pour que rien ne manquât à la fête, on a promené par les rues *une victime* de l'inquisition, un comédien jadis gros et gras, et aujourd'hui *squelette affreux, qui a gémi deux ans dans les cachots des suppôts du despotisme.* Scène également renouvelée de notre révolution. On promena aussi, par les rues de Paris, un vieillard à longue barbe, qui avait *gémi dans les cachots de la Bastille ;* mais bientôt cent Bastilles remplacèrent, dans Paris même, l'unique Bastille de la porte St.-Antoine, et les gens n'eurent pas le désagrément d'y *gémir deux ans*, et d'en sortir avec une *grande barbe ;* ils en sortaient quarante ou cinquante par jour, les cheveux coupés, après *deux grands jours* de captivité, pour aller *jouer à la main chaude, la tête dans le sac,* comme le disaient les libéraux et les *père Duchesne* du bon temps de 1793.

On ne s'est pas borné à piller l'hôtel : c'était la besogne de la canaille exécutrice ; mais à Barcelone, comme à Paris, *le comité directeur* de la révolte *a confisqué* les biens de l'Inquisition, malgré la Charte constitutionnelle, qui abolit toute confiscation : on a également *confisqué* les biens de trois évêques, qui se sont soustraits aux fureurs de la populace, *en émigrant* en Portugal ; et voilà comme l'on commence *à battre monnaie sur la place de la Révolution.*

On ne se contente pas de *confisquer* les biens des *aritocrates* qui fuient pour sauver leur tête, on confisque aussi ceux des aristocrates qui s'obstinent à rester. On les accusera toujours bien, comme on l'a fait et comme on le fait encore en France, d'avoir brûlé leurs châteaux pour crier au feu, et de s'être fait piller pour crier *au voleur*! Il est vrai que ces *confiscations* réelles sont déguisées sous le nom de *contributions extraordinaires*, ce qui autorise les pillards à imposer même les *constitutionnels* opulens. Ces vexations, inévitables dans un pays où les finances sont dans l'état le plus déplorable, excitent déjà de nombreuses réclamations; mais comme le nombre de ceux qui n'ont rien à perdre est toujours le plus grand, le pillage durera encore long-temps, jusqu'à ce que le peuple s'aperçoive que les pauvres meurent de faim, quand tous les riches sont ruinés.

Tel est l'état de l'Espagne au commencement d'avril. Les Cortès sont convoqués pour s'assembler incessamment; mais l'élection ne saurait être régulière dans ce désordre général; cette fois, on n'exige aucune propriété pour être élu; il n'est pas difficile de deviner quels seront les élus, s'il y en a, et quels seront leurs travaux.

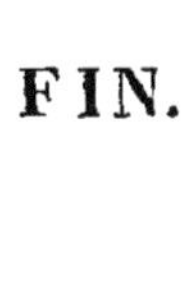

FIN.

DE L'IMPRIMERIE D'A. EGRON.